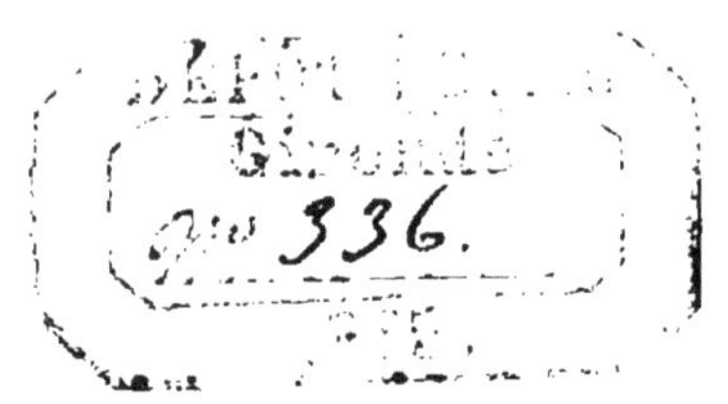

DE L'ACTION DES EAUX-BONNES

BORDEAUX. — TYP. PECHADE FRÈRES.

DE L'ACTION

DES

EAUX-BONNES

DANS LE TRAITEMENT

Des Affections de la Gorge et de la Poitrine

Par S. DEVALZ

DOCTEUR EN MÉDECINE; ANCIEN INTERNE DES HÔPITAUX DE PARIS;
MÉDECIN CONSULTANT AUX EAUX-BONNES.

PARIS
Adrien DELAHAYE, libraire-éditeur
PLACE DE L'ÉCOLE DE MÉDECINE.
1865

INTRODUCTION

J'arrivai à Bonnes en 1863 avec l'intention d'étudier l'espèce et le degré d'influence qu'exercent les eaux sur la phthisie pulmonaire en particulier.

Je lus les brochures qui avaient été publiées sur la matière, mais je n'y trouvai pas une solution satisfaisante du problème que je m'étais posé, et je pensai que le meilleur moyen de connaître un agent thérapeuthique, c'est de l'expérimenter.

Je n'avais pas alors de malades dans la station, mais j'y avais des amis, et je fis promptement des connaissances, dont la plupart me permirent gracieusement de les prendre pour sujets d'études. En même temps, je me soumis, moi-même, chaque jour, à l'usage des eaux.

Je ne tardai pas à ressentir de puissants effets de cette administration de l'eau minérale à l'état physiologique. Ma santé en fut améliorée et les résultats que je constatai me parurent différer de ceux qui étaient consignés dans les travaux antérieurs.

D'un autre côté je m'apperçus bien vite que certains phthisiques retiraient de leur traitement et de leur séjour aux Eaux un soulagement très-manifeste. Ce n'était pas la guérison, mais une action palliative si puissante qu'on pouvait espérer beaucoup de la médication thermale, surtout combinée à des moyens thérapeutiques agissant dans le même sens qu'elle.

Je vis que l'angine granulée pouvait guérir ou être améliorée, malgré sa réputation d'incurabilité.

Je trouvai enfin que les auteurs qui m'ont précédé avaient négligé certains côtés de la question qu'il me semblait utile de mettre en lumière.

Telle est la pensée qui a inspiré ce mémoire. Je l'ai fait à la hâte, pressé par des travaux excessifs. — Je crois néanmoins que tout imparfait qu'il est dans la forme, il remplit le but que je me suis proposé. — Je serai trop heureux s'il peut servir à augmenter la réputation de nos Eaux.

Avril 1865.

DE L'ACTION DES EAUX-BONNES

DANS LE TRAITEMENT

DES AFFECTIONS DE LA GORGE ET DE LA POITRINE

Nous possédons quelques travaux sur l'action des Eaux-Bonnes. Les deux Bordeu en firent les premiers l'objet d'une étude attentive ; et la publication de quelques faits, peut-être un peu merveilleux, jeta un certain éclat sur ces thermes alors si modestes. Après eux, un long silence marqua l'abandon momentané dans lequel tombèrent les Eaux en général, et celles-ci en particulier, et il faut arriver jusqu'à l'époque contemporaine pour retrouver l'histoire de leurs propriétés curatives dans les écrits médicaux.

Ant. Bordeu avait fait commencer pour les Eaux-Bonnes une nouvelle ère, de laquelle date leur réputation actuelle et leur immense succès. Jusqu'à lui on les avait appliquées exclusivement au traitement des plaies anciennes et des ulcères rebelles à toute médication antérieure. Par une heureuse induction, Bordeu pensa qu'un agent efficace pour certaines solutions de continuité extérieures ne pouvait manquer de l'être pour celles dont il supposait l'existence dans les affections chroniques de la poitrine, et il fit largement boire à ses phthisiques cette eau bienfaisante. Notons que ce n'était pas seulement par des bains, ou des douches, qu'il traitait les vieilles plaies, mais aussi, et on pourrait peut-être dire, surtout, par l'eau en boisson. La tentative de Bordeu fut couronnée d'un plein succès : des malades atteints d'affection pulmonaire ancienne, ayant bu les Eaux-Bonnes, éprouvèrent un soulagement manifeste, que le récit de l'auteur ne cherche pas à grossir. Bordeu avoue, avec une louable franchise, « qu'*Elles* (les Eaux-Bonnes), ont guéri quelques pulmoniques, et elles en ont soulagé un grand nombre. »

« Enfin, dit-il encore, on compterait à peine deux ou trois sujets qui auraient été guéris par nos eaux. Il faut distinguer le soulagement de la guérison parfaite. »

Cet heureux résultat, Bordeu l'avait prévu. L'induction

le lui avait fait supposer à l'avance. L'analogie lui servit à en trouver l'explication. Partant de ce fait d'observation que le séjour aux Eaux-Bonnes, et l'usage interne et externe de l'eau sulfureuse, guérit les plaies anciennes et les ulcères rebelles, il pensa que la même médication devait produire des effets identiques sur les ulcères, qui, pour lui, constituaient la lésion anatomique de la phthisie.

Si Bordeu, procédant avec méthode, avait étudié l'effet des eaux sur les vieux ulcères dont il pouvait constater, jour par jour à découvert, les modifications curatives, il aurait pu donner une théorie au moins vraisemblable de leur action locale. Mais il ne fit pas ainsi. Exclusivement préoccupé de son heureuse application, il ne songea qu'à multiplier ses expériences, et quand il voulut se rendre compte des faits, il attribua sans preuves les succès de sa méthode à la détersion produite par l'eau minérale sur les organes pulmonaires. Il avait vu dans certains cas l'expectoration redoubler d'abondance, dans d'autres il l'avait vue diminuer; il ne tint compte que des premiers faits, et négligea les seconds. Il avait admis une stimulation générale de l'organisme, à la faveur de laquelle les plaies du corps entier étaient modifiées, il lui parut indispensable de supposer que les plaies du poumon avaient besoin d'un plus grand effort du médicament pour se déterger, et il admit une stimulation locale. « Elles (les eaux) ont la vertu singulière de *porter à la poitrine, d'augmenter plus que tout autre médicament la sécrétion du suc bronchial, et celle de la transpiration du poumon.* »

Comment pouvait-il, dans son esprit, concilier cette stimulation locale avec la stimulation générale qu'il reconnaissait être le premier effet des eaux ? C'est ce qu'on ne peut expliquer sans contradiction. Car la stimulation est le premier degré de la congestion, et la pratique de tous les jours tire un trop bon parti de la révulsion, pour qu'on puisse admettre la possibilité d'une congestion centrale et d'une congestion périphérique simultanées.

Ainsi, à côté de la vérité, la stimulation générale, A. Bordeu avait placé l'erreur, l'action locale.

Après lui, vint le grand Bordeu, qui, dans les premières années de sa pratique médicale, administra les Eaux-Bonnes suivant la méthode de son prédécesseur et dans le même but. Il parle même ouvertement de la nécessité de faire traverser, au malade soumis à l'influence des eaux minérales sulfureuses, une stimulation destinée à convertir temporairement la maladie chronique indolente en une maladie aigue essentiellement active. La théorie se trouve donc constituée ; c'est en favorisant le passage de l'affection de l'état chronique à l'état aigu que vous amenez la guérison. Que devient la stimulation générale ? C'est ce qu'on ne saurait dire.

La plupart des travaux qui ont été publiés sur les Eaux-Bonnes sont écrits dans le même esprit que les œuvres des deux Bordeu.

Chacun parle de l'action locale incontestable, personne n'omet de signaler la stimulation générale. Une bonne théorie doit tenir compte de l'une et de l'autre de ces actions, si les faits en démontrent l'existence.

Nous allons examiner en détail chacun des auteurs, et faire voir qu'ils n'ont pas donné à la stimulation générale l'importance qui lui revient, tandis qu'ils ont exagéré, outre mesure, celle de l'action locale.

Pour conserver la marche habituellement suivie, j'étudierai successivement l'action des eaux sur l'homme sain et sur l'homme malade, non que je croie à une différence assez radicale, pour justifier la distinction qu'on fait habituellement, entre les effets physiologiques et les effets thérapeutiques, mais afin de pouvoir montrer l'influence thermale dépouillée de toute autre influence, et en déduire les effets qu'elle pourra produire lorsqu'elle agira sur un organisme en proie à une affection définie.

L'eau, comme tous les agents de la matière médicale, détermine dans tous les cas la même perturbation, ou plutôt le même effet, sur les appareils et sur les fonctions. Si la maladie rend cet effet moins sensible, on n'est pas en droit de dire qu'il soit différent. Il est seulement modifié en quantité par une cause qui agit autrement que lui.

PREMIÈRE PARTIE

ACTION PHYSIOLOGIQUE DES EAUX-BONNES

Si l'on devait choisir pour expérimenter l'effet des eaux sur l'homme sain, un organisme dépourvu de toute espèce de souffrance, on risquerait fort de ne pas le rencontrer; car un furoncle, un bouton d'acné, une simple éphélide, constituent une affection, et il est peu de personnes qui ne présentent, l'un ou l'autre, de ces légers accidents ; mais ainsi que le fait remarquer M. Pidoux, il est telles maladies qui troublent si peu la santé, qui retentissent si peu sur l'ensemble des fonctions, que leur existence ne peut nous empêcher de considérer celles-ci comme normales, et alors, la perturbation physiologique. provoquée par les agents de la matière médicale, conservera la physionomie qu'elle aurait dans l'état de santé parfaite.

Les affections qu'on traite aux Eaux-Bonnes, ne produisant pas ordinairement de vive réaction sur l'organisme, on comprend qu'elles ne puissent, par leur seule présence, empêcher ou diminuer l'effet des eaux, et on pourrait à la rigueur, regarder celui-ci comme purement physiologique dans ce cas. Mais afin d'éviter toute erreur, et d'agir avec le plus d'exactitude possible, les auteurs ont fait boire les eaux à des personnes jouissant d'une santé apparente parfaite, et ont noté les résultats ainsi obtenus. Ce sont ces observations que je vais analyser, puis j'examinerai les théories qui en ont été déduites, me réservant de donner à la fin mon opinion personnelle.

Darralde est le premier auteur que nour rencontrions ici. Ce médecin distingué n'a rien écrit de spécial sur les Eaux-Bonnes; mais interrogé sur leur mode d'action, par le docteur Constantin James, il l'explique telle qu'il la comprenait, dans quelques lignes dont je cite seulement les suivantes, qui se rapportent au sujet que je traite en ce moment :

« Les Eaux-Bonnes, comme toutes les eaux sulfureuses de la chaîne, ont une action excitante et révulsive, qui se traduit par une activité plus grande, imprimée aux fonctions générales, surtout à celles de la peau. Mais, indépendamment de cette action, elles en possèdent *une substitutive et locale,* qui, bien que se faisant sentir sur tous les points engorgés, se concentre plus particulièrement sur les affections des organes thoraciques. De là, un caractère de spécificité, qu'on ne rencontre dans aucune autre source. »

Ce passage prouve que l'auteur admettait l'excitation générale et l'excitation locale substitutive, d'où devait ré sulter la guérison. J'ai déjà fait remarquer cette contradiction, au sujet de Bordeu ; je n'y reviendrai donc pas. J'analyserai plus loin les opinions de Darralde sur le mécanisme de l'effet thérapeutique des Eaux-Bonnes.

Le docteur Andrieu, d'Agen, ancien agrégé à la Faculté de Médecine de Montpellier, publia en 1847, sous le titre d'*Essai sur les Eaux-Bonnes,* un mémoire volumineux, écrit avec élégance, mais surchargé, outre mesure, des détails d'une science fastidieuse et inutile. Ce petit volume est le traité le plus complet et le plus méthodique que nous possédions sur la matière, et l'on peut dire qu'il est l'expression la plus fidèle de la doctrine qui règne encore maintenant parmi les médecins de la station. Il est donc utile que j'en fasse ici une étude approfondie, et afin de ne pas encourir le reproche de dénaturer ou de ne pas comprendre l'esprit de l'auteur, je vais le laisser parler lui-même :

« Si nous récapitulons ce que je viens de dire, touchant les effets produits par l'usage des Eaux-Bonnes, nous voyons que les forces générales sont augmentées, que l'agilité est plus grande, que le sommeil est agité, que l'intelligence est plus active. Les battements du cœur deviennent plus nombreux et plus forts ; le pouls plus ample, plus fréquent et plus dur ; les règles et le flux hémorrhoïdal coulent plus abondamment, se manifestent pour la première fois, ou se rétablissent s'ils ont été précédemment supprimés. Le mouvement hémorrhagique se dirige du centre vers les surfaces, le sang s'échappe par les fosses nasales, par les bronches, etc., etc. ; l'appétit devient énergique ; le plan musculaire intestinal se réveille de sa torpeur ou exagère sa puissance contractile ; deux grands systèmes continus de l'économie humaine, ceux en qui se concentre plus spécialement la vie, le système nerveux et le système circulatoire ont évidemment subi, dans les forces qui les animent, une modification qui se manifeste par une exagération de leur activité normale ; les sécrétions sont à leur tour modifiées ; l'exhalation cutanée augmente ; il en est de même de l'excrétion urinaire ; les muqueuses se fluxionnent et rougissent ; les flueurs blanches, les catarrhes nasal, laryngés, bronchiques, prennent momentanément une intensité nouvelle, l'expectoration devient plus abondante; des sécrétions pathologiques de la peau se créent, se rétablissent ou s'exagèrent.

. . . . Il est impossible de ne pas reconnaître que l'action dynamique de ces eaux est une action hypersthénisante. »

Et plus loin, Andrieu ajoute[1] :

« A côté de l'action dynamique du médicament existe le plus souvent une autre action plus importante que la précédente : savoir l'action curative spécifique[2]. »

Andrieu établit donc l'action excitante générale des eaux que chacun admet, une espèce de fièvre artificielle, caractérisée par l'augmentation de l'ampleur, de la résistance et de la fréquence du pouls, véritable *fièvre thermale*, puisqu'elle est la conséquence de l'absorption de l'eau minérale. la fluxion sur les muqueuses qui rougissent, l'exagération des sécrétions pathologiques, expectorations ou suppurations cutanées, quel qu'en soit le siége, l'établissement ou le rétablissement des hémorrhagies naturelles ou des hémorrhoïdes, l'apparition possible d'épistaxis ou hémoptysies, le réveil des fonctions de nutrition, l'exagération de l'activité normale du système nerveux.

---

(1) Andrieu, *Essai*, p. 71 et 72.

(2) *Loc. cit.*, p. 76.

En dehors de tout état morbide, il pense que l'Eau-Bonne peut, par sa seule influence, déterminer l'apparition de la toux sèche, de la dyspnée et de l'expectoration, marquant ainsi d'une manière évidente son action élective sur les organes respiratoires.

S'il existe des traces d'affection, ou que celle-ci existe pour ainsi dire à l'état larvé, les Eaux-Bonnes auront pour effet immédiat de l'exagérer, et quelle que soit l'intensité de ce mouvement curatif, on pourra à l'aide d'un examen attentif le constater sans peine.

A côté de l'excitation de tout l'organisme, développée par la seule action de l'eau, il y aura une autre excitation, dont le siége sera précisément celui d'une maladie antérieure à son usage.

« L'activité cérébrale est augmentée, ainsi que l'excrétion urinaire ; les sécrétions pathologiques redoublent d'intensité, etc., etc. »

M. de Pietra-Santa, dans son livre intitulé : *Les Eaux-Bonnes,* se range tout à fait à l'opinion d'Andrieu. Il divise en trois périodes le traitement thermal :

Période de stimulation ;

Période de modification ;

Période de saturation.

Cette dernière période est caractérisée par un dégoût

invincible, des malades, pour l'eau sulfureuse. Elle marque comme son nom l'indique, que l'organisme est saturé du médicament, et que si l'effet curatif n'a pas encore paru, on peut l'attendre avec confiance; il apparaîtra dans un délai plus ou moins long.

M. le docteur Cazenave, dans les deux brochures qu'il a publiées, reconnaît l'action excitante générale, l'activité plus grande de l'innervation et des facultés de l'esprit : l'action locale sur les muqueuses pulmonaire et pharyngienne ; celle-ci peut devenir le siége d'une véritable angine spécifique, qu'il appelle angine sulfureuse.

Tous reconnaissent donc la stimulation générale exercée par l'action de l'Eau-Bonne, et à côté d'elle une action locale, qui indique une concentration des effets du médicament en même temps au centre et à la péripherie. De sorte que la *fièvre thermale* ne serait que le retentissement sur l'organisme de l'exacerbation de la maladie.

DISCUSSION DES IDÉES ÉMISES

SUR L'ACTION PHYSIOLOGIQUE DES EAUX

Quand on décrit une maladie, on peut suivre deux marches différentes, ou bien on fait la somme des symptômes et on les juxtapose,en rapprochant ceux qui se ressemblent, sans noter leur ordre d'apparition : ou bien au contraire, préoccupé surtout de la physionomie de l'affection, on décrit, jour par jour, les phénomènes qui se présentent dans leur ordre naturel, faisant ainsi de la maladie une sorte de tableau vivant.

La première méthode est factice et nuisible ; elle simplifie le récit, au détriment de la recherche sérieuse de la vérité. Elle n'éclaire pas l'esprit de celui qui n'a pas vu se dérouler les diverses péripéties de la scène morbide.

La deuxième méthode est celle qu'on préfère pour la

rédaction des observations, qui présentent ainsi plus de garanties de vérité et d'exactitude Un fait raconté jour par jour d'après les notes quotidiennement recueillies, est un fait brut, qui enraye les écarts de l'imagination, et dont la lecture suffit pour dissiper les illusions qui ont pu nous tromper à notre insu.

Le fait doit être dénué de toute interprétation, de toute explication inutile ou prématurée, et alors, il reste comme une acquisition définitive de la science. On peut dire qu'une bonne observation fait plus avancer la science que les théories les mieux imaginées, qui, lorsqu'elles ne sont pas l'expression pure et simple des faits, ne font au contraire, que retarder la marche du progrès.

Enfin une observation doit être faite avec un esprit exempt de toute idée de système. Quelle que soit l'autorité du maître, il ne faut plus se souvenir de son enseignement quand on observe ; car il est toujours difficile de bien voir, et rien n'est plus propre à égarer qu'une idée préconçue.

La plupart des auteurs qui ont décrit les effets physiologiques des Eaux-Bonnes me paraissent avoir suivi une marche vicieuse. Ils ont eu le tort de réunir en faisceaux les phénomènes qu'ils ont observé ; ils leur ont ainsi ôté tout caractère d'authenticité.

Ils parlent d'excitation cérébrale, mais d'où vient que les organes des sens ne sont pas excités? Il y avait donc ici une distinction à faire. Au lieu de dire que le système nerveux est influencé comme la plupart des autres appareils il aurait fallu pour être exact, expliquer que ses fonctions intellectuelles sont excitées, mais que les sens ne le sont pas, non plus que la sensibilité générale. Il aurait fallu aussi rattacher à sa véritable cause la névralgie sus-orbitaire, qui ne manque presque jamais de paraître sous l'influence des eaux; car cette névralgie, véritable migraine, n'est qu'une sympathie de l'action exercée, sur la muqueuse stomacale.

Je prends un autre exemple : à une époque variable du traitement thermal, on voit apparaître des signes évidents d'hypersthénie pulmonaire. Tous les auteurs mentionnent ce fait, et son existence ne saurait être contestée. — Prenez-le isolément, surtout n'indiquez pas sa durée, et détachez-le du groupe de symptômes qui l'a précédé et de celui qui va le suivre, alors vous croirez forcément et vous ferez croire à ceux qui vous liront, que le système pulmonaire est le siége d'une fluxion particulière; et d'un fait vrai, mais non suffisamment expliqué ou observé, vous tirerez des déductions qui seront toutes des erreurs.

L'excrétion urinaire est augmentée, dit-on. L'est-elle

pendant toute la durée du séjour aux Eaux? Non certes, comme nous le verrons. Ici encore il aurait fallu rechercher si la quantité de l'urine est véritablement augmentée ou si ce liquide est simplement émis avec plus de facilité, toutes particularités qu'il est regrettable de ne pas trouver dans les écrits des auteurs.

J'ai bu les Eaux-Bonnes en 1863, pendant vingt-cinq jours, et en 1864 pendant toute la durée de la saison thermale. J'ai pris mon observation avec le plus d'exactitude possible, et je suis arrivé à des résultats bien différents de ceux que j'ai trouvés consignés dans les auteurs. Je raconte d'abord le fait, copiant textuellement mes notes :

OBSERVATION

6 août 1863, un quart de verre le matin à neuf heures.

Effets : Éructation gazeuse; légère névralgie sus-orbitaire du côté droit, qui s'est manifestée dix minutes environ après l'ingurgitation de l'eau.

7 août, un quart de verre le matin. — Éructation gazeuse comme la veille. Je ressens, en outre, une grande pesanteur dans l'estomac, pendant toute la matinée. La névralgie sus orbitaire a reparu comme hier.

Le soir, deuxième quart. — La sensation de plénitude et de chaleur stomacale persiste toute l'après-midi. La constipation s'établit; elle ne détermine ni coliques ni malaise. La sécrétion urinaire est presque suspendue, tant elle a diminué. La névralgie sus-orbitaire ne cesse pas. La nuit un peu d'agitation, sommeil peu réparateur, quelques rêves.

Le 8, un quart de verre le matin, un quart le soir. — Pas d'éructation sulfureuse. Plus de pesanteur d'estomac. L'appétit reparaît très vif. La digestion se fait très promptement. Nul besoin d'aller à la selle. L'urine est toujours très rare. Transpiration extrêmement abondante, mais ne déterminant aucune fatigue; au contraire, elle coïncide avec une telle augmentation des forces, une excitation générale si agréable, que je ne puis garder le repos. La marche rapide dans la montagne ne peut me lasser. Je monte sans être essoufflé, ni fatigué, malgré la chaleur vive qu'il fait.

La sueur est générale. Habituellement la transpiration est très active chez moi, à la tête et aux mains. Ce sont, il me semble, les parties de mon corps qui en sont le moins atteintes aujourd'hui.

Le 9, l'excitation générale des forces continue comme hier. La transpiration est aussi abondante et aussi régulièrement distribuée. Une demi-heure après le premier quart de verre, j'ai senti dans la poitrine des phénomènes inusités. J'éprouve sous le sternum et sous les côtes pulmonaires une vive chaleur; il me semble que le poumon distendu par l'air et le sang, repousse en dehors la cage thoracique. Il se déclare de temps en temps des douleurs violentes, erratiques, passagères, aux sommets des deux poumons et à la région du foie. Les grandes inspirations, quoique très faciles, s'accompagnent d'une distension presque douloureuse du poumon. Mon haleine est chaude. La soif est très ardente.

Mon pouls bat quatre-vingt fois à la minute (chiffre normal) ; mais si le nombre de ces pulsations n'a pas augmenté, je n'en puis dire autant de son volume et de son ampleur qui sont manifestement beaucoup plus développés qu'à l'ordinaire. J'ai ressenti, ce soir, quelques légères convulsions cardiaques.

La migraine sus-orbitaire a accompagné l'ingestion de chaque dose, mais ce phénomène se dissipe après les repas.

Le **10**, l'appétit est de plus en plus vif. La constipation n'a pas cédé. La quantité d'urine est toujours très faible. Les sueurs générales continuent, sans être accompagnées de fatigue. La peau est d'une souplesse inusitée. Les forces générales ne font que s'accroître.

Les douleurs de la poitrine et de la région du foie persistent. Elles affectent deux formes : 1° celle de sensation de chaleur sous-sternale et sous-costale ; 2° celle de douleur contusive et d'élancements au sommet des poumons, en avant, à droite ; en avant et en arrière, à gauche. On dirait des points pleurétiques, à gauche surtout. A ces sensations se joint celle de distension de la poitrine, comme si le poumon y était contenu avec peine. Ces douleurs n'ont pourtant rien de bien pénible, et ne m'empêchent pas de me trouver dans un état de santé très prospère.

Par moment, convulsion très courte du cœur, coïncidant avec une intermittence du pouls.

Cette convulsion je la ressens aussi par moments dans le poumon ; car j'ai souvent la respiration saccadée. Quand je monte, je sens ma poitrine si distendue, qu'il en résulte une sorte de gêne, par excès de jeu des poumons. Cette sensation n'a rien de commun avec la dyspnée.

La névralgie sus-orbitaire a immédiatement suivi l'ingurgitation de l'eau sulfureuse. A ce phénomène nerveux, se sont ajoutés aujourd'hui, des bourdonnements d'oreille très fréquents. La membrane du tympan vibre pendant quelques minutes, et quand ces vibrations s'arrêtent, elles me laissent dans toute la tête, une pesanteur très fatigante. Malgré cela, l'intensité des forces ne fait que s'accroître.

Vers les attaches scapulaires du trapèze dans la partie postérieure du cou, des douleurs lancinantes assez aigues, simulent par moments, le début d'un torticolis.

La nuit, mon sommeil est plus agité ; je suis en proie à des rêves pénibles.

Le 11 août toujours la même dose.

L'appétit est toujours très vif ; la soif nulle. Les selles reparaîssent avec une fréquence inusitée. L'urine a notablement augmenté. Le besoin d'uriner se fait sentir presqu'aussitôt après l'ingestion du premier quart de verre. Les sueurs ont disparu, mais la peau a conservé sa souplesse.

Un peu de céphalagie sus-orbitaire momentanée, après l'ingestion de l'eau. Chaleur passagère dans la poitrine. Quelques douleurs thoraciques persistent depuis deux jours, mais elles ne sont plus accompagnées de la sensation de distension pulmonaire qui simulait la dyspnée. Irrégularité plus grande des battements du cœur. L'impulsion de la pointe de cet organe est un peu plus forte qu'à l'état normal.

L'énergie musculaire est toujours la même.

Le soir, je porte la dose à un demi-verre, la diminution d'intensité des phénomènes thoraciques me faisant penser que je prends une quantité insuffisante d'Eau minérale,

Éructation gazeuse pénible immédiatement après l'ingestion.

Quelques minutes plus tard, je me plains de très vives coliques. Beaucoup de gaz sont sécrétés dans le gros intestin. Ces gaz répandent une odeur des plus fétides.

L'urine est très abondante; elle est très claire; le besoin de la miction est impérieux, au sortir même de la buvette. L'excrétion se fait avec une facilité de beaucoup supérieure à l'état normal. Il est très évident que les fibres musculaires de la vessie, sont le siége d'une excitation fonctionnelle très sensible.

La sueur a totalement disparu; mais la peau est toujours très souple.

Les bourdonnements d'oreille sont plus pénibles que ce matin : l'activité musculaire n'augmente plus. Un peu de sécheresse à la gorge pendant quelques minutes; phénomène essentiellement fugace.

Le 12 août :

Aussitôt après le premier demi-verre : céphalagie sus-orbitaire et bourdonnements d'oreille, qui durent environ une heure. Quelques douleurs thoraciques reparaissent momentanément, mais elles sont à peine appréciables. Ni dyspnée, ni chaleur sous-sternale. Convulsions du cœur instantanées et rapides, mais moins pénibles que hier.

L'appétit est très vif; la digestion est facile, malgré quelques coliques, et le développement de gaz intestinaux abondants et fétides. Les selles au nombre de quatre dans la journée, ne présentent rien de particulier.

L'urine est sécrétée en plus grande quantité. La vessie est pleine quelques minutes après l'heure de la buvette. L'urine est d'une transparence aqueuse, presque parfaite. Mais ce qu'elle présente de plus remarquable, c'est la facilité excessive et tout à fait inusitée de son excrétion ; de laquelle on peut conclure que les fibres musculaires du réservoir urinaire, ont acquis une tonicité particulière sous l'influence des eaux.

Les sueurs n'ont pas reparu ; les phénomènes thoraciques sont à peine marqués.

Le 13 août, la dose est élevée à trois quarts de verre, que je prends quatre fois dans les vingt-quatre heures, ce qui fait un total de trois verres.

Céphalagie sus-orbitaire. Ce phénomène n'a pas encore manqué depuis que je prends les eaux.

L'appétit se maintient. Les selles sont nombreuses; huit aujourd'hui, sans diarrhée complète. A la partie inférieure du rectum sensation de plénitude, sans douleur

L'urine est toujours aussi abondante, et aussi facilement excrétée.

Les forces générales ont une intensité de beaucoup supérieure à l'état normal. Je puis sans éprouver de lassitude, faire dans la montagne les plus longues courses.

Aucune sensation dans la poitrine ne révèle l'action dite spécifique de l'élément hydro-minéral, malgré l'élévation croissante des doses auxquelles je me soumets.

Le 14, rien de nouveau. Les selles sont plus rares. L'urine toujours abondante, claire, et le besoin de son émission suit de très près l'ingestion de l'eau. Un peu de céphalagie sus-orbitaire et de bourdonnements d'oreille après le deuxième trois quarts.

Le 15, j'élevai la dose à quatre verres en quatre fois.

La miction est encore plus fréquente et plus facile. — Quelques convulsions cardiaques. Quelques douleurs thoraciques vagues se font sentir, mais leur durée ne dépasse pas quelques minutes.

16 août, un peu de lassitude. Excrétion de l'urine très facile. L'appétit est conservé. L'activité musculaire est toujours grande, bien qu'elle semble commencer à diminuer. Les selles sont normales; la digestion facile.

Le bien-être général est très satisfaisant, mais sauf quelques rapides convulsions du cœur. Je n'éprouve aucun effet des eaux qui tombe sous les sens.

Le 17, un peu de douleur sus-orbitaire, droite, après la

première prise. Chaleur momentanée. Douleurs très passagères dans la poitrine.

Dans l'après-midi, quelques bourdonnements d'oreille, marquent seuls la trace de l'influence thermale. L'urine est toujours aussi facilement émise. Quelques convulsions du cœur persistent jusqu'au moment du sommeil; mais je les sens à peine. Le sommeil est profond et réparateur.

Le 18, rien de nouveau. L'eau minérale ne révèle son action par aucun phénomène appréciable. Je me sens plus fort qu'avant mon arrivée aux eaux, mais je n'éprouve plus aucun effet local, si ce n'est la contractibilité plus facile de la vessie.

Le 19, même résultat.

Le 20, suivant la coutume établie aux eaux, je prends des doses plus modérées. Trois quarts en vingt-quatre heures; effets de moins en moins sensibles. — Je continue l'expérimentation jusqu'au 27. Mais désormais je ne constate aucun phénomène inusité ni dans la poitrine, ni dans aucune autre partie du corps.

Je cesse définitivement le 27, après avoir bu pendant vingt-deux jours. Je n'ai éprouvé jusqu'ici aucun dégoût pour l'eau minérale, bien que l'obligation que je m'étais imposé de venir quatre fois par jour à la buvette commençât depuis quelques jours à me paraître très ennuyeuse.

1864.

Pendant la saison de 1864, j'ai repris l'expérience que j'avais déjà faite l'année précédente.

Je recommençai le 20 juin à prendre un verre en quatre fois. Cette dose n'eût d'autre résultat que l'augmentation de la quantité de l'urine.

Les jours suivants il en fut de même, l'urine était plus abondante qu'avant mon arrivée. Sa sécrétion se faisait très vite puisque le besoin d'uriner arrivait un quart d'heure au plus tard, après que j'avais bu. La contractilité de la vessie était énergique et facile.

La température ambiante était basse, on éprouvait même le besoin d'avoir du feu. Il n'y eut aucun mouvement du côté de la peau. Quelquefois des bouffées de chaleur me congestionnaient le visage.

L'absence complète de la réaction, le silence absolu de l'organisme continuant, je jugeai inutile de prendre chaque jour des notes qui se ressemblaient invariablement. Il n'y avait rien de nouveau. Toutefois, j'augmentai progressivement et méthodiquement comme on le fait dans la pratique les doses d'eau minérale, et il me fallut arriver à la troisième semaine du traitement pour voir se reproduire quelques-uns des effets qui s'étaient si visiblement prononcés l'année précédente.

Le 7 juillet, survint un peu de constipation, sans ténesme et sans douleur. Elle dura huit jours environ sans être accompagnée d'aucun autre phénomène appréciable.

Le 12 juillet, quelques selles semi-liquides.

A partir du 20 juillet, je vis se reproduire en raccourci la série des effets que j'avais ressentis en 1863. La névralgie sus-orbitaire, si constante alors, recommença à se manifester après chaque prise.

L'appétit prit une énergie nouvelle. La force musculaire augmenta. La digestion se fit avec promptitude et régularité. L'excitation générale se traduisit par des phénomènes non trompeurs, mais difficiles à formuler, vu le manque absolu de manifestation locale.

Les forces générales reçurent un surcroît d'activité, impossible à méconnaître. Le jeu des fonctions se fit avec une facilité uniforme dans toutes les parties de l'organisme.

Le phénomène le plus apparent fut toujours la contraction plus énergique des fibres musculaires de la vessie, qui semblaient avoir acquis plus d'adresse (qu'on me passe le mot), pour excréter l'urine.

Je continuai l'expérience jusqu'au 30 août; je l'avais donc prolongée pendant soixante-dix jours. Dans ce long espace de temps, je ne remarquai ni éruption, ni tâches sur la peau, je ne ressentis pas de démangeaisons. Enfin, je bus l'eau minérale avec autant de goût le dernier jour que je l'avais fait au début. La tendance à la localisation des sueurs ne s'était pas manifestée depuis l'année précédente.

ANALYSE DE L'OBSERVATION

Excitation successive des fonctions de la vie organique

Ainsi qu'on l'a vu plus haut, les effets dynamiques du premier jour, quoique peu marqués, ont une signification particulière. La pesanteur d'estomac, indice d'une digestion difficile, s'accompagne comme une gastralgie commune de névralgie sus-orbitaire. La diminution de l'urine coïncide avec la constipation. Il semble que le travail de nutrition est suspendu. Les pertes diminuent, et l'alimentation est en proportion directe avec elles.

La réaction ne se fait pas longtemps attendre : dès le deuxième jour, la névralgie sus-orbitaire devient un phénomène fugace. L'appétit reparaît. Il est accompagné de sueurs générales. Cette sécrétion supplée à celle de l'urine, qui est presque supprimée. Il y a eu déplacement, ou plutôt remaniement du mouvement vital. La fibre musculaire se contracte avec une énergie jusqu'alors inconnue Les forces générales sont augmentées. Déjà dans la poitrine quelques signes précurseurs annoncent que le poumon va être le théâtre de sensations inusitées. La circulation est notablement et visiblement excitée.

Les sueurs ont un caractère particulier et remarquable : elles sont générales, mais plus abondantes dans les régions où elles ne se montrent pas ordinairement, du moins, où elles se montrent en petite quantité, tandis que les mains et la tête, qui en sont chez moi le siége habituel, sont à peine mouillées. Il y a eu, sous ce rapport, un véritable rétablissement de l'équilibre; et le fonctionnement simultané de toutes les glandes sudorifiques a fait diminuer la sécrétion dans le tissu de celles qui fonctionnaient précédemment avec trop d'énergie. Notez que la transpiration est très abondante, et qu'à l'influence de l'eau minérale, il faut encore ajouter celle de grands exercices musculaires, pendant les plus grandes chaleurs de l'été. Cet équilibre dans la répartition des sueurs me paraît être un phénomène d'une haute importance, attendu que facile à constater et à reconnaître, il peut nous servir de jalon pour arriver à découvrir le mécanisme des actions thermales.

Je ne pense pas qu'aucun auteur eût noté cette remarquable particularité avant moi ; mais je puis affirmer qu'on la trouvera toutes les fois qu'on voudra bien la rechercher et une fois trouvée, elle imposera, d'elle-même, l'interprétation qu'on doit en faire.

Je puis ajouter ici, que depuis l'année 1863, la tendance à la localisation des sueurs n'a pas reparu ; cet effet est un des plus certains et des plus constants de l'eau minérale, c'est, comme nous le démontrerons plus tard, un des plus capitaux, mais c'est surtout un guide très sûr pour l'appréciation des influences thermales.

La généralisation, pour ainsi dire dérivatrice de la circulation, et l'excitation générale de toutes les fonctions sont constantes dans le plus grand nombre des cas heureux, et jouent un rôle puissant dans le mécanisme des guérisons ou des améliorations, suscitées par l'eau minérale. Or, ce sont des phénomènes d'équilibration comme la généralisation des sueurs.

La chaleur thoracique, les douleurs pulmonaires ont été entrevues par tous les auteurs. Elles ont été considérées, par eux, comme l'indice d'une action élective de l'eau minérale sur les organes de la respiration. Remarquons que ces phénomènes ont été très sensibles pendant deux jours seulement, et qu'au bout de ce temps si court, il a été impossible de les provoquer de nouveau, même en doublant les doses.— On peut donc les classer parmi les effets les plus fugaces, et si l'on réfléchit qu'ils coïncident avec l'apparition des sueurs, et de l'excitation de la circulation, n'est-on pas en droit de les rapporter exclusivement à ces derniers phénomènes ? La chaleur pulmonaire est un effet passif, absolument passif de l'absorption de l'eau minérale. — La chaleur se fait sentir par tout le corps avec une intensité particulière, ne doit-elle pas être plus intense encore dans le poumon, dont les vaisseaux sont le grand chemin du sang de tous les organes? N'avez-vous jamais remarqué après de grands exercices musculaires, le saut, ou la course, ou le soulèvement d'un poids considérable, une chaleur thoracique aussi élevée, et des douleurs pulmonaires aussi sensibles ? — L'eau minérale prolonge un peu plus le phénomène voilà tout, et elle agit ainsi, à cause de l'action excitante qu'elle exerce sur la circulation. — Dès que l'excitation apparente de la circulation générale fait défaut, la chaleur thoracique disparaît aussi ; et j'ai dit quelle est sa durée.

Pendant le même temps, le pouls conserve son rhythme

et sa fréquence normale, bien que si l'on ne le touche pas souvent, on puisse croire à l'augmentation de ses pulsations. Mais en aucun cas, cette augmentation n'existe. On sait combien il est difficile d'apprécier les différences de volume du pouls, néanmoins, j'ai remarqué qu'il est toujours un peu plus plein pendant la période d'excitation, — Cette plénitude coïncide toujours sauf les cas particuliers avec un bien-être général inusité.

Le mouvement fébrile manque donc complétement. Les convulsions cardiaques toujours légères, rarement douloureuses, si ce n'est chez les gens atteints d'affection du cœur, sont l'indice de l'excitation générale, qui se prononce autant dans le système aortique, que dans le système pulmonaire, bien que la réunion des réseaux capillaires plus nombreux dans un petit espace rende cette action plus sensible dans ce dernier.

Dans cette période du traitement, il est utile de procéder avec prudence dans l'administration de l'eau minérale. Quelle que soit à ce sujet la prétention des médecins, le tâtonnement est alors le seul moyen d'éviter des orages qui pourraient conduire à l'hémoptysie. Je dis, qui pourraient, parce que le phénomène dépend peut-être d'une cause étrangère, mais je ne désire pas être converti par des faits malheureux à la théorie généralement admise.

On a pu remarquer que cet état de congestion apparente du poumon coïncidait avec une grande exaltation des forces et un surcroît de santé, et même avec des bourdonnements d'oreille et des pesanteurs de tête, indices de pléthore.

L'exaltation cérébrale qui s'y joint n'est qu'un phénomène sympathique. Si il y avait action excitante directe de l'eau minérale sur l'axe cérébro spinal, nous constaterions forcément des signes de cette action. Nous trouverions les sens exaltés, l'intelligence et toutes les facultés plus développées. Or, tous ces signes manquent en général, à part quelques cas particuliers. — Les forces musculaires ont augmenté avec l'énergie de la nutrition des muscles ; la plupart des signes d'excitation de l'axe cérébro-spinal sont absents. Néanmoins, on comprend que le cerveau ne reste pas absolument indifférent à l'action d'un agent qui ébranle si puissamment la circulation générale.

Au quatrième jour de l'expérience, la scène change encore. La chaleur thoracique, les douleurs pulmonaires deviennent des phénomènes fugaces, qui disparaissent quelques minutes après l'ingestion ne l'eau minérale. L'excitation générale persiste, mais elle ne se traduit plus en sensations insolites ; néanmoins les convulsions cardiaques et les intermittences du pouls sont fréquentes encore.

Le tube digestif, jusqu'ici indifférent à l'action de l'eau

minérale, s'émeut à son tour, et devient le théâtre de modifications significatives. Des gaz abondants et fétides parcourent les intestins; les selles se rétablissent, leur fréquence devient bientôt si grande qu'on est forcé de la considérer comme le résultat d'une véritable action purgative.

Ici, même remarque que plus haut. Vous alliez croire que l'eau minérale concentre son activité dans le tube digestif : mais cette activité va durer quelques heures, deux jours à peine, et le tube digestif reprend ses fonctions ordinaires avec une énergie qui n'a rien d'inusité. Quand l'excitation commence, elle donne lieu à des phénomènes très sensiblement apparents, mais quand elle est établie, tout rentre dans l'ordre, comme nous l'avons déjà constaté, et dans le système pulmonaire, et dans le système aortique.

Enfin, toute manifestation d'excitation apparente a quitté le tube digestif, dont les fonctions régularisées se font désormais comme à l'état normal. L'élément excitant va encore faire retentir ses effets sur une fonction qui a jusqu'ici échappé à son influence. La sécrétion urinaire avait d'abord diminué, tandis que la sécrétion antagoniste de la transpiration pulmonaire et de la transpiration cutanée avait momentanément augmenté; nous voyons maintenant le rein se réveiller à son tour; son activité fonctionnelle redouble bientôt.

A peine l'eau a-t-elle pénétré dans le torrent circulatoire, que l'urine devient plus abondante et plus claire. Elle renferme quelquefois quelques cristaux d'acide urique. Mais l'abondance de la sécrétion est le trait principal. En même temps les fibres musculaires de la vessie subissant la loi commune se contractent avec plus d'aisance, et le jet de l'urine prend un volume qu'il était loin d'avoir précédemment.

On a comparé, à propos de ce phénomène, l'action des Eaux-Bonnes à celle de certains vins légers. L'expression est de Bordeu lui-même. Il y a, en effet, une analogie, mais il y a aussi des différences, et celles-ci suffisent pour spécialiser l'action de l'Eau-Bonne. Comme le vin de Champagne, comme le thé et le café aussi, l'Eau-Bonne augmente la quantité d'urine sécrétée, mais tandis que les vins et les autres excitants diminuent la facilité de l'excrétion du liquide urinaire, l'eau minérale, au contraire, communique à la vessie une faculté de contraction, une énergie d'excrétion toute particulière ; fait qui établit une fois de plus la nature excitante générale, de l'action thermale. Car c'est en excitant la fibre contractile de la vessie, qu'elle facilite l'excrétion de l'urine.

Enfin, dans les derniers jours de l'expérience, nous voyons les phénomènes de pléthore générale, et tous les effets qui se sont successivement développés, diminuer peu à peu, devenir d'abord moins sensibles, puis tout à fait insensibles, et malgré l'augmentation des doses, la tolérance définitive s'établit. Les signes les plus tardifs dans leur apparition sont ceux qui se suppriment le plus tard. Aussi, voyons-nous la sécrétion urinaire conserver plus longtemps son énergie médicamenteuse. Le silence des fonctions remplace leurs manifestations extraordinaires; l'influence thermale ne se traduit alors que par l'augmentation générale des forces, du bien-être, et l'énergie des fonctions de nutrition.

Dans la deuxième année, la tolérance s'établit dès le début du traitement thermal, et les phénomènes sensibles qui apparaissent plus tard sont des effets d'excitation générale pure et simple.

En résumé, l'eau sulfureuse de la source vieille, prise en boisson, à des doses successivement croissantes, qui, dans ce cas particulier, n'ont pas dépassé quatre verres, a éveillé les fonctions de l'estomac, assuré le libre jeu du mouvement nutritif, la production normale de la chaleur animale, et l'équilibre des pertes et des absorptions. Les pertes ont été augmentées à l'apparition des sueurs qui se sont réglées, et n'ont diminué que pour faire place à une sécrétion plus abondante de l'urine, ou à une exhalation pulmonaire plus énergique. L'appétit d'abord supprimé s'est rétabli à l'approche des sueurs, qui ont cessé, elles-mêmes, à l'apparition de la transpiration pulmonaire, de même que celle-ci est redescendue au type normal, quand la sécrétion urinaire a subi, à son tour, l'influence minérale excitante. Tous les phénomènes appréciables à nos sens, ont pu être rapportés à l'augmentation des sécrétions et à l'augmentation corrélative des absorptions. Une sorte d'équilibre s'est établi. Le mouvement vital s'est fait avec une énergie nouvelle, et nous avons vu se dérouler, sous nos yeux, le mécanisme de cette salutaire transformation.

Nous avons constaté que chaque système de la vie organique ayant subi à son tour, l'influence minérale, les signes d'excitation disparaissaient d'un appareil, quand ils commençaient à se faire sentir dans un autre ; la succession des phénomènes d'excitation apparente ne laisse donc aucun doute dans notre esprit. Puis, ces phénomènes apparents ayant manifesté leur présence dans tout l'organisme, les fonctions ont continué leur jeu naturel, avec une énergie qui était le résultat définitif de l'action minérale. Dès que cette excitation artificielle a eu cessé ses manifestations apparentes, la vie a été plus complète et plus normale.

Nous avons reconnu, enfin, que, si les trois grands systèmes de la vie organique : systèmes circulatoire, respiratoire et digestif, ont donné tour à tour, et successivement des signes d'excitation, ceux-ci n'ont paru agir, au contraire, que d'une manière très indirecte sur le système nerveux cérébro-spinal et sur les organes des sens [1].

C'est donc sur la vie organique, plus spécialement, que se sont concentrés les efforts de l'eau minérale, c'est à dire sur le mouvement nutritif, sur l'assimiliation et la calorification.

Faisons ici, une remarque physiologique :

Une expérience de M. le professeur Longet, établit que, chez un mammifère dont la poitrine est ouverte, l'application d'un appareil d'induction sur les branches cervicales du grand sympathique, qui concourent à la formation du plexus cardiaque, est suivie d'une accélération remarquable des battements du cœur; les convulsions cardiaques,

---

(1) On pourrait m'objecter l'énergie musculaire qui succède à l'usage de l'Eau-Bonne. Mais elle est le résultat de l'afflux plus facile du sang, excitant naturel de la contraction musculaire.

dont nous avons noté l'existence si fréquente dans l'observation ci-dessus, me paraissent être un phénomène du même ordre. En d'autres termes, je crois que l'eau minérale est la cause à laquelle on peut les rapporter ; car elle a agi sur les filets du grand sympathique, comme le ferait le courant d'un appareil d'induction, ou un excitant quelconque. Mais l'effet s'est généralisé, et l'influence thermale s'est fait sentir successivement dans la plupart des plexus du grand sympathique.

On sait que les vaisseaux artériels et veineux, possèdent au nombre de leurs tuniques une couche de fibres musculaires lisses qui peuvent augmenter ou diminuer le calibre des voies que le sang parcourt, non pas à chaque mouvement rhythmique du cœur, mais d'une manière continue et pendant un certain temps, dans diverses conditions physiologiques dont quelques-unes sont connues de tous, telles que l'injection de la muqueuse stomacale au moment de la sécrétion du suc gastrique, l'injection des joues sous l'influence des émotions vives, sous celles de la chaleur et du froid. Il est vraisemblable que des phénomènes du même genre accompagnent dans les diverses régions les actes sécrétoires et nutritifs, et règlent ainsi l'activité variable des métamorphoses organiques.

C'est sur les vaisseaux de moyen et de petit calibre,

c'est à dire sur ceux qui pénètrent dans le sein des organes que cette influence a surtout été constatée [1].

Ces faits ont été établis sans conteste par l'expérience de M. Cl. Bernard, qui, coupant le grand sympathique sur un lapin, au niveau du ganglion cervical supérieur, vit peu de temps après les vaisseaux de l'oreille du côté opéré se tuméfier, et la température de la partie augmenter visiblement. Les fibres musculaires lisses de la tunique contractile des vaisseaux étant paralysées par la section, leur résistance était vaincue par la tension du sang, à laquelle ne faisait plus équilibre la tonicité musculaire.

Or, si nous nous rappelons que l'eau minérale a excité, à un haut degré, les fonctions de la vie organique, circulation, nutrition, respiration, sécrétion urinaire, tandis que son influence a paru nulle ou à peu près, sur l'axe cérébro-spinal, ne sommes-nous pas en droit de dire : L'eau minérale provoque sur la muqueuse stomacale l'injection qui détermine la sécrétion du suc gastrique; elle produit des convulsions cardiaques, qui peuvent être assimiliées aux palpitations du cœur qui résultent de l'excitation, par le courant d'induction des filets cervicaux du grand sympathique. Elle agit sur les sécrétions en diminuant le cali

---

(1) Béclard. — Physiologie, deuxième édition, p. 855.

libre des vaisseaux qui entourent les glandes, et en favorisant le contact du liquide nourricier avec le tissu glandulaire. Enfin, elle produit un effet analogue sur les vaisseaux du poumon dont la circulation est plus active sans que le nombre des battements du cœur ait augmenté. C'est donc par l'entremise des filets du grand sympathique que l'eau minérale répand son influence dans l'organisme. Elle est donc un excitant du grand sympathique au même titre qu'un courant d'induction [1]. Et il est facile de voir que son action se révèle de proche en proche dans toutes les parties du système des nerfs de la vie organique par des phénomènes d'abord très sensibles, mais qui cessent d'être perceptibles, dès qu'ils se sont généralisés, parce qu'alors les effets locaux sont contrebalancés les uns par les autres.

Donc, 1° Les Eaux-Bonnes agissent par l'intermédiaire des filets du grand sympathique;

2° Cette action ayant pour effet, selon toute probabilité, d'augmenter la contractilité des vaisseaux par l'intermédiaire des nerfs vaso-moteurs, dans le sein des tissus, est une action excitante;

---

(1) Je constate une analogie, sans rien préjuger de la question soulevée dans ces derniers temps, par M. Scouteteu, au sujet de l'électricité des eaux minérales.

3° Elle se passe au contact même du siége des mutations vitales;

4° Elle commence par un plexus, puis de là, passe successivement à tous les autres, en se disséminant de proche en proche, jusqu'au moment où, généralisée, elle devient moins sensible, par suite de l'équilibre des excitations locales.

5° Celles-ci existent longtemps encore après la fin du traitement thermal, mais elles ne se manifestent alors que par un état général de bien-être, une sorte de surcroît de vie.

6° Par le fait de son action élective sur la vie organique l'excitation minérale se distingue nettement de toutes les actions analogues produites par d'autres agents.

INFLUENCE

DES DISPOSITIONS INDIVIDUELLES

sur l'action des Eaux-Bonnes.

Dans les pages qui précèdent j'ai établi dans leur ordre de succession naturelle, les effets dynamiques de l'eau minérale. Je dois ajouter que si les cas auxquels peut s'appliquer ma description sont les plus nombreux, il en est d'autres auxquels elle ne saurait convenir.

Il arrive, par exemple, que l'excitation manque totalement au début, et qu'au lieu d'une exaltation des forces générales, on en constate la dépression la plus complète. Tous les auteurs ont noté ce fait, qui se présente souvent. Mais il ne tarde pas à être remplacé par le fait contraire. — N'avons nous pas vu l'estomac refuser les aliments le premier jour, et cette inappétence céder bientôt à l'appétit le plus vif?

Dans ces cas, l'excitation est plus ou moins tardive, mais elle ne saurait manquer tôt ou tard, ne fût-ce qu'à titre de phénomène réactionnel. L'expérience nous apprend qu'il en est toujours ainsi.

Chez d'autres malades, il se présente un autre phénomène : il n'y a plus ni excitation, ni dépression appréciable. — Le silence le plus complet des fonctions persiste pendant vingt, trente, quarante jours même ; et au bout de ce temps, les signes ordinaires se présentent dans un ordre variable. J'ai vu un malade de Saint-Étienne, d'un tempérament lymphatique et bilieux très prononcé, qui, ayant eu une ou plusieurs hémoptysies, était venu aux Eaux-Bonnes chercher un remède aux maux que lui présageait cet accident si effrayant pour les gens du monde. Il but avec une foi absolue pendant quelques jours, mais bientôt n'éprouvant aucun soulagement, ni aucun effet, il commença à dénigrer publiquement les eaux. Sa foi primitive avait été remplacée par l'incrédulité la plus complète. Il fut très difficile de l'empêcher de partir avant la fin de sa saison de vingt-un jours, mais il fallut presque le retenir de force pour lui faire continuer l'expérience quelques jours de plus. — Au trentième jour, il éprouva toute la série des effets que j'ai mentionnés, et sa santé notablement améliorée lui permit de reprendre pendant l'hiver suivant, un train de vie habituel.

Un autre malade, atteint de pharyngite granuleuse, avait déjà pris les eaux pendant trente jours en **1863**. — Son état n'avait été influencé, ni en bien, ni en mal, par l'eau minérale. En **1864**, il a repris sous mes yeux son traitement pendant plus de quarante jours. — Il a passé l'hiver à Hyères, et là, avec la plus louable opiniâtreté il a continué à boire les eaux transportées, et même à se doucher chaque jour avec les mêmes eaux. Il vient de m'écrire qu'il est actuellement en très bon état, et qu'il viendra recommencer son traitement à l'ouverture de la saison. Il avait paru réfractaire à l'action minérale.

Il est pourtant des personnes, qui, en apparence du moins, échappent véritablement à l'influence thermale, et qui regagnent leur pays sans avoir retiré de leur déplacement aucun avantage. Il faut bien dire que le nombre n'en est pas grand.

Enfin, rapportons aussi le cas de ceux chez qui une intolérance absolue s'établit dès les premiers jours, et se maintient jusqu'à la fin du traitement. M. D..., de Boulogne-sur-Mer, fut pris, après chaque verre, d'une diarrhée si abondante et si douloureuse, qu'il fut obligé à plusieurs reprises de ne plus prendre d'eau. — Il était en proie à une affection de la gorge ancienne et rebelle. Il prolongea d'une ou deux semaines son séjour aux Eaux-Bonnes, mais chaque fois qu'il recommençait à boire, les mêmes accidents se reproduisaient.

EXAMEN DES DOCTRINES & DES PREUVES

Contenues dans l'*Essai* du docteur ANDRIEU

SUR L'ACTION PHYSIOLOGIQUE DES EAUX

D'après Andrieu, l'action excitante des eaux retentit d'une manière puissante sur l'axe cérébro-spinal. — Il est singulier que dans la page même qui contient cette assertion, il avoue n'avoir jamais remarqué du côté des organes des sens rien qui mérite d'être signalé [1].

Si les organes des sens ne présentent aucune modification fonctionnelle, l'action dynamique s'est-elle donc concentrée dans les régions plus particulièrement affectées

(1) Andrieu, *loc. cit.*, p. 20.

aux facultés intellectuelles? Ce n'est pas probable — Je n'insisterai pas plus sur cette particularité. Qu'il me suffise de faire remarquer, que rien n'est moins établi que la puissance d'action de l'eau minérale sur les centres nerveux. C'est bien certainement sur ce système qu'elle agit le moins.

« Les battements du cœur, ajoute encore l'auteur, deviennent plus nombreux, plus forts, plus vites..... D'ailleurs, on s'adresse presque toujours à des malades, et dès lors, l'aggravation des symptômes pectoraux gastro-intestinaux, etc., peut apporter, en tant qu'agissant d'une manière sympathique son contingent d'action dans l'accroissement d'énergie, et dans l'accélération des contractions cardiaques [1].

Cette assertion repose sur le fait de l'accélération du pouls notée dans l'observation, page 39, dans laquelle il est question d'un malade dont le pouls donnait au commencement du traitement soixante pulsations par minute ; au dix-huitième jour le nombre en était porté à quatre-vingt, et il y avait de la céphalagie.

Mais plus bas Andrieu ajoute : « Il faut dire que le malade était sujet à des accès de céphalagie, mais jamais aussi

(1) *Loc. cit.*, p. 26.

intenses que celui qu'il éprouvait alors. Ces accès, en outre, ne s'accompagnaient pas de fièvre.

L'observation n'est pas rigoureuse, car il faut s'en rapporter au dire du malade, et rien ne prouve qu'il ait bien observé, tant qu'il était chez lui.

Je ne parle pas des expériences faites à ce sujet sur des chiens. Il est difficile de les admettre comme preuve sérieuse.

Non seulement sur moi, mais sur tous les malades que j'ai interrogés, et auxquels j'ai demandé des réponses rigoureusement vraies je n'ai jamais remarqué l'accélération des battements du cœur, ni de ceux du pouls. — Il y a plus d'énergie dans ces actes vitaux, mais non plus de fréquence. Les convulsions cardiaques n'étaient pas des palpitations, c'étaient des contractions irrégulières qui arrivaient à des intervalles plus ou moins longs, mais jamais d'une manière continue. La *fièvre thermale* manque donc complétement ; au lieu d'un état de maladie artificiel, vous ne pouvez constater qu'un surcroît de bien-être.

L'exhalation cutanée est augmentée pendant un certain temps, de même que la sécrétion urinaire, mais ces deux phénomènes ordinairement corrélatifs ne se présentent pas ici simultanément. L'un remplace l'autre.

Que dirons nous de la rougeur et de la fluxion des muqueuses; de l'activité inusitée des catarrhes des fosses nasales, du larynx, des bronches ou des poumons, de l'augmentation et de la modification des crachats, de la surexcitation des sécrétions pathologiques de la peau et de leur apparition quand elles n'avaient pas encore manifesté leur existence ?

Ces propositions sont la conséquence inévitable : 1° de la doctrine qui soutient : qu'à l'état physiologique, l'Eau-Bonne prise en boisson détermine la toux, la dyspnée, l'expectoration, l'hémoptysie et la douleur [1], et 2° du fait de l'apparition d'une rougeur inusitée dans l'arrière-gorge de quelques-uns des malades atteints d'angines granuleuses. — Nous dirons plus loin que cette rougeur est la conséquence du rétablissement de la circulation autour des glandules en voie d'atrophie. Quant aux symptômes thoraciques attribués à l'influence de l'eau minérale, cherchons d'abord la preuve de leur existence, et voyons s'il faut leur accorder quelque crédit :

« Un homme présentant une poitrine exempte de toute altération se soumet à l'usage des eaux, cédant uniquement à ses seules inspirations; il but huit verres dès le premier jour; quatre jours plus tard il en buvait dix. Arrivé

(1) *Essai*, p. 60.

au dixième jour de cette expérience, il éprouva un peu de toux sèche; les jours suivants cette toux augmenta d'intensité. Le quatorzième jour la toux continuait; mais il existait, en outre, au niveau du larynx et de la trachée-artère une douleur assez vive accompagnée d'une sensation de chaleur et d'érosion..... Il est évident que l'eau de Bonnes..... avait manifesté son affinité élective pour les organes respiratoires etc. [1]. »

Je crois que cette citation me dispense du soin de discuter une doctrine dont elle est la seule base. Le fait est parfaitement sans valeur.

Interrogez tous les malades; ils pourront vous dire qu'ils expectorent mieux, mais ils ne vous diront pas que les produits de l'expectoration sont plus abondants.

Quant aux sécrétions pathologiques de la peau, aux ulcères, etc., qui doivent être aggravés par l'usage des eaux, j'avoue que je ne comprends pas qu'ils puissent être modifiés, en ce sens, par un agent médicamenteux, qui fut longtemps appelée eau d'arquebusade, à cause de l'essor rapide qu'il imprimait à la guérison des vieilles plaies.

La forme du raisonnement : ***Post hoc, ergo propter hoc***, est fréquemment mise en usage par les médecins des eaux

(1) Andrieu, *loc. cit.* p. 56 et 57.

qui ont trop de tendance à rapporter à l'action thermale les modifications quelconques éprouvées par les malades.

Nous venons d'en accumuler quelques preuves, nous allons en trouver d'autres encore ·

Andrieu écrit encore à la page 71 de son Essai, que les règles ou le flux hémorrhoïdal coulent plus abondamment, se manifestent pour la première fois, ou se rétablissent s'ils ont été précédemment supprimés.

Il nous donne comme une preuve de l'établissement de la fluxion hémorrhoïdale, l'observation d'un M. P..., qui n'eût d'autres signes d'hémorrhoïdes que « des douleurs très vives à la marge de l'anus, et... dans l'extrémité inférieure du rectum, une chaleur si intense, qu'il comparait le passage des matières fécales, à celui d'un fer chaud. — Il ne s'écoula point de sang... Une selle avait été rendue à onze heures du matin et la douleur rectale existait encore, mais notablement diminuée à six heures du soir [1]. »

Il faut avouer que si c'est là une fluxion hémorrhoïdale, elle a été de bien courte durée. — Des matières fécales durcies avaient produit, sans doute, une légère érosion, mais chez ce sujet essentiellement hémorrhoïdaire, la fluxion, si elle eut existé, aurait duré plus longtemps.

(1) Andrieu, *loc. cit.*, p. 53.

Voulez-vous savoir maintenant sur quel fait il base la doctrine de la surabondance du sang des règles. Il ne cite que l'histoire d'une jeune fille de seize ans, qui, ayant les menstrues exagérées, les vit diminuer sous l'influence des Eaux-Bonnes. Je dois dire que l'auteur de l'*Essai* donne ce fait comme une exception, mais il n'en cite pas d'autre à l'appui de son assertion.

Enfin, il accuse l'Eau-Bonne de causer des cystalgies ou de rappeler celles-ci quand elles ont existé,

Un malade me citait un fait de ce genre comme une preuve de l'action puissante des eaux sur la vessie. — Une cystalgie ancienne, dit-il, reparut très intense depuis qu'il buvait l'eau minérale. — Je l'interrogeai avec soin, et j'appris de lui, que la cystalgie avait commencé à Poitiers trois jours avant le début du traitement. Les eaux minérales étaient donc hors de cause.

J'ai vu pendant mon séjour aux eaux, des malades qui avaient eu à diverses époques des hémorrhoïdes, d'autres qui avaient présenté ou présentaient encore des affections cutanées légères, des sécrétions pathologiques de la peau, des exutoires, etc., je les ai observés attentivement, et sans parti pris, et jamais je n'ai remarqué la surexcitation ou le réveil de ces affections, qui devait se manifester pendant le traitement thermal, s'il faut en croire la théorie.

M. G..., qui est venu aux Eaux-Bonnes en juillet 1864, pour y être traité d'une angine granuleuse, a eu pendant plusieurs années un flux hémorrhoïdal dont l'arrivée était toujours pour lui le présage certain d'un bien-être inaccoutumé. Depuis longtemps cependant ce flux n'a pas reparu. Mais M. G..., a entendu parler de l'action que l'Eau Bonne exerce sur les hémorrhoïdes et il espère qu'il leur devra bientôt le rétablissement de cette affection salutaire.

Quatre jours après son arrivée, il devient constipé, et il se réjouit de l'idée que la congestion se fait vers l'anus. Il augmente rapidement les doses d'eau minérale ; mais la constipation disparaît, et après trente-cinq jours d'attente vaine, M. G..., regagne son pays, sans que le flux hémorrhoïdal ait reparu.

Peut-être, dira-t-on, ce malade était-il réfractaire à l'action des eaux ? — Nullement répondrai-je, il avait éprouvé toute la série des symptômes que j'ai énuméré dans mon observation personnelle, sans passer par les divers accidents annoncés par les auteurs.

M. G. R..., abbé. — En 1855 : hémorrhoïdes dont le flux était tellement abondant, que le malade dût renoncer pendant plusieurs mois aux travaux de son ministère. Plusieurs fois chaque année, à des intervalles variables, le malade est en proie à des congestions très violentes de l'extrémité inférieure du rectum. La constipation précède la fluxion qui arrive accompagnée de toutes les sensations de cuisson et de prurit, et donne lieu à l'émission d'une grande quantité de sang. En 1863, il vient aux Eaux-Bonnes, il y passe trente jours. Il boit une dose double de celle qu'on lui ordonne. — Il repart des eaux sans que la fluxion hémorrhoïdale qui n'avait pas paru depuis plusieurs mois eût été éveillée.

Voici un fait qui prouve que les sécrétions pathologiques de la peau ne sont pas surexcitées par l'usage des eaux.

M. B...., d'un tempérament lymphatique, d'une constitution forte, atteint pendant l'hiver de 1864, d'une affection pulmonaire grave compliquée probablement d'endocardite, vit bientôt ses membres inférieurs prendre un développement inusité. L'œdème les envahit de proche en proche, atteignit le ventre et menaça un moment les jours du malade par la grande extension qu'il acquît. Néanmoins, après plusieurs semaines de souffrances, M. B..., éprouva subitement un grand soulagement. L'œdème avait tellement distendu la peau de la jambe droite que cette membrane avait cédé sous l'effort. Une plaie s'était ouverte et donnait issue à une grande quantité de sérosité. Cette plaie existe encore.

A la face interne de la jambe droite à quatre travers de

doigt au-dessus de la molléole, on trouve une érosion superficielle par laquelle exsude chaque jour une très faible quantité de liquide. — La peau des régions voisines est couverte d'écailles imbriques, sous lesquelles le derme apparaît finement injecté.

La respiration s'entend très bien dans le côté droit de la poitrine, libre de tout bruit morbide, si ce n'est à la base et sur le côté, où il présente dans l'étendue de trois centimètres carrés, une crépitation fine à bulles égales, dont l'existence remonte, au dire du malade, au début de l'affection.

Dans le côté gauche, le murmure vésiculaire est tout à fait normal au sommet et à la base, mais dans la fosse sous épineuse, il est moins fort que dans la même région du côté opposé. Les deux temps de la respiration ont leur durée relative naturelle.

M. B.... a beaucoup d'embonpoint. Depuis sa maladie, il a toujours été très essoufflé. Il ne peut s'étendre dans son lit. Il accuse quelques légers battements de cœur, bien qu'on ne trouve dans les bruits de cet organe aucune altération significative.

L'expectoration est abondante et fréquente. Le tube digestif a conservé, en partie du moins, son activité ordinaire.

Il prend les eaux pendant vingt-cinq jours. — Il commence dès le cinquième jour à trouver dans son état une amélioration générale, qui se traduit par une augmentation des forces, la faculté de marcher sans s'essouffler autant que précédemment, et celle bien plus précieuse de s'étendre dans son lit sans être suffoqué.

La transpiration depuis longtemps supprimée se rétablit vers le huitième jour. — Les phénomènes stéthoscopiques ne sont pas encore modifiés en apparence. Le côté gauche reste toujours moins perméable à l'air, et la crépitation se fait entendre à droite avec le même caractère. L'expectoration n'a pas augmenté, ou si elle a subi quelques changements momentanés, c'est le résultat d'oscillations en plus ou en moins que le malade a remarqué longtemps avant son arrivée.

L'exsudation de la jambe a tellement diminué que M. B. croit pouvoir calculer avec précision à quelle époque elle aura complétement cessé.

A cette heure, l'exsudation existe encore, mais elle tâche à peine le linge qui la recouvre. Elle s'est maintenue malgré l'usage des eaux, mais sa sécrétion, loin d'avoir été augmentée, a subi un changement en sens inverse, et sans nul doute un plus long usage de l'eau minérale aurait parfait la cicatrisation.

Pendant son séjour aux Eaux-Bonnes, M. B...., a ressenti deux fois de vives douleurs dans le muscle pédieux du côté gauche. Il n'y avait dans cette région ni rougeur, ni tuméfaction, ni chaleur. Néanmoins je crus un moment pouvoir les considérer comme un phénomène arthritique suscité par l'eau minérale. M. B..., me détrompa en m'annonçant qu'il éprouvait très souvent chez lui cette affection rhumatoïde.

En outre, M. B... ne put qu'à grand peine empêcher un vésicatoire brachial de se dessécher complétement pendant qu'il fit usage des eaux.

La congestion pulmonaire, la fièvre thermale, la dyspnée, l'exagération de l'expectoration, ont complétement fait défaut dans ce cas comme dans tous ceux que j'ai vus. Et pourtant les résultats du traitement thermal ont été importants.

La respiration se fait mieux. — L'essoufflement existe à peine. La station couchée est possible. La transpiration a reparu. L'énergie vitale a augmenté. Mais le mécanisme indiqué par les auteurs n'a pas présidé à cette heureuse transformation.

L'observation de M. B... serait donc une exception ? Elle nous paraît être la règle, contrairement à tout ce qu'on a dit. Et quiconque administre les eaux ne doit pas s'attendre à exciter la formation, le rétablissement, ou l'exagération des sécrétions pathologiques de la peau, ou de celles qu'on a fait naître dans un but curatif. L'Eau-Bonne qui guérissait autrefois les vieilles plaies, ne peut être accusée aujourd'hui de les aggraver.

OBSERVATION II

M. R..., capitaine de vaisseau. — D'une bonne santé habituelle, d'un tempérament sanguin, vient de faire la campagne de Cochinchine. Il a beaucoup souffert de fatigues et de privations. En 1863, au mois d'octobre, à son arrivée à Rochefort, il est atteint de la *grippe*. Son état reste chancelant jusqu'au mois de février, époque à laquelle il commence à maigrir, à perdre les forces et l'appétit. Il n'a pendant tout ce temps senti ni dyspnée, ni fièvre, il n'a pas eu d'hémoptysie.

Il est traité par les révulsifs; on lui applique plusieurs vésicatoires; leur action se faisant trop attendre, on les remplace par un séton qui fonctionne encore à l'arrivée du malade aux Pyrénées.

Voici dans quel état il se trouvait alors :

Rien dans son extérieur n'indique son état maladif; la santé générale paraît être bonne, mais si on applique l'oreille sur la poitrine, on entend, à droite, en avant, en arrière et sur le côté un gros râle crépitant à bulles très nombreuses, très égales en volumes, et perceptibles dans les deux temps de la respiration. Derrière le râle on distingue à distance le murmure vésiculaire on trouve, à gauche, dans toute l'étendue du poumon la respiration non supplémentaire.

Le 8 juillet, il y a un peu d'amélioration locale ; les râles sont moins nombreux du sommet à l'angle de l'omoplate.

Le 18 juillet, le murmure vésiculaire paraît plus rapproché de l'oreille, et on entend moins de râles dans les trois quarts supérieurs du poumon, en avant surtout.

Il n'y a pas, il n'y a jamais eu d'expectoration. Le séton ne suppure pas.

Le 25 juillet, le malade quitte les eaux. — Il a pris un peu d'embonpoint — son appétit et ses forces ont augmenté. Il ne s'essouffle pas facilement. Il y a toujours beaucoup de râles dans le quart inférieur du poumon droit, le séton ne donne plus aucun produit de sécrétion; depuis plusieurs jours, il s'est supprimé spontanément.

Encore ici manquent, et la congestion de la muqueuse pulmonaire, et l'expectoration, et l'exagération de la sécrétion morbide; et cependant il y a eu de notables changements dans l'état du malade, et l'on a même pu constater une amélioration locale incontestable,

OBSERVATION III

M. K..., de Paris, atteint d'une angine pharyngée légère s'attend depuis plusieurs jours déjà, à voir se manifester des phénomènes apparents qui témoignent de l'action des eaux. — Il croit se trouver mieux, depuis qu'il est aux Pyrénées, mais il en serait bien plus certain, si des furoncles, ou quelque affection herpétique, venaient par leur présence, indiquer la voie suivie par les humeurs en se retirant. Le 10 juillet, après dix-sept jours de traitement, je le vois arriver triomphant ; il me fait voir des plaques d'urticaire et des boutons d'acné, et il est assuré maintenant qu'il guérira tout à fait. Je lui demande si chez lui il n'a pas eu quelquefois d'éruptions semblables; il me répond qu'au contraire il en a toujours, ou à peu près.

Évidemment, si je ne l'avais pas interrogé avec soin, j'aurais pu croire que l'eau minérale avait été la cause de l'apparition des boutons d'acné et des plaques d'urticaire, tandis qu'elles se développaient spontanément en dehors de toute influence médicamenteuse.

J'aurais pu citer d'autres faits; je me borne à ceux-ci; il suffiront, je pense, pour démontrer combien il y a de merveilleux dans la doctrine que j'attaque. Ils feront voir aussi que les médecins thermaux ont une trop fâcheuse tendance à rapporter à l'action de leurs eaux tous les phénomènes qui se présentent chez leurs malades.

Si nous récapitulons ce que nous devons conclure de cette étude des auteurs, nous verrons que la plupart d'entr'eux ont donné une description erronée des effets physiologiques des eaux; ils les ont partout dénaturés et fait tourner au profit d'une théorie préétablie, celle de l'exacerbation locale, et du passage de l'état chronique à l'état aigu. — Les mouvements hémorrhagiques, les sécrétions pathologiques sont immobiles sous l'influence des eaux. Je veux dire que celles-ci n'ont pas la propriété de les exciter.

Ce n'est pas tout, quand on se trompe un peu, on se trompe en général beaucoup ; de là vient que cette première erreur de l'exacerbation locale en a fait commettre une autre : on a méconnu l'action principale, ou plutôt l'action réelle des eaux, celle qu'elles exercent sur les capillaires généraux. La cause de cette erreur réside surtout dans la confiance avec laquelle on accueille les réponses des malades, qui toujours, et à juste titre préoccupés de leur santé sont plus pressés d'interroger que de répondre De leurs réponses évasives, distraites, quelquefois ironiques sont sorties les théories qui mettent au nombre des influences thermales, les souffrances déterminées par le froid ou par l'épidémie.

Le médecin qui administre les Eaux-Bonnes, qu'il soit près de la source, ou qu'il confie son malade à un confrère de la station, ne doit donc pas s'attendre à observer dans son entier la série de modifications organiques indiquée par les auteurs. Si vous trouvez une muqueuse enflammée, un catarrhe naso-bronchique, par exemple, interrogez les malades, leurs parents, leurs voisins : on vous dira que cette affection règne épidémiquement dans le pays. Si vous constatez l'existence de cystalgies, d'hémorrhoïdes, demandez à votre client s'il n'a pas eu déjà, il y a peu de temps des atteintes de ce mal, et il vous répondra toujours, en effet, qu'il en souffrait il y a un mois, ou il y a quelques jours. Vous verrez alors que ces accidents sont de simples récidives, que l'Eau-Bonne ne peut pas toujours empêcher, mais qu'elle ne pourra jamais produire, et que dans tous les cas, vous ne pouvez, sans commettre une grande erreur, classer au nombre des effets qu'elle doit exercer sur l'organisme.

CONCLUSIONS

SUR

L'ACTION PHYSIOLOGIQUE DES EAUX

La différence dans les observations doit entraîner une différence correspondante dans les doctrines. Tandis que les auteurs ont annoncé que l'effet des Eaux se concentre sur certains organes en particulier, et dans les maladies ramène l'affection au degré qu'elle avait à son début ; nous, nous considérons que chacun des appareils de la vie organique est soumis à son tour à l'influence thermale, et sans qu'il soit possible autrement que par l'expérimentation individuelle d'établir sur quelle partie commence l'influence ou sur quelle autre elle finit. Nous croyons avoir démontré suffisamment, que, la période d'excitation apparente passée. on ne remarque plus qu'une amélioration générale de la santé, ou, si l'on préfère que l'excitation généralisée des appareils de la vie organique.

De cette excitation générale résulte naturellement un certain équilibre de la circulation capillaire qui produit une sorte de dérivation physiologique.

De là, on peut conclure que la stimulation locale qui, sous l'influence de causes diverses, a exagéré la circulation de certaines parties, sera efficacement combattue par un agent hygiènique qui dissémine des stimulations dans toutes les parties de l'organisme.

C'est parce que les auteurs n'ont pas compris cette action si générale de la médication thermale; qu'ils ont parlé seulement de la direction centrifuge imprimée au mouvement circulatoire, rappelant ainsi le fait réel de l'antagonisme des appareils cutané et pulmonaire, et méconnaissant la dérivation puissante qui peut résulter d'une plus active circulation des capillaires généraux, siége du mouvement nutritif; tandis que, au contraire, ainsi que nous l'avons vu, l'excitation s'étend de proche en proche dans les vastes mailles de ce réseau, jusqu'au moment où elle s'est généralisée.

C'est pour cette raison que la doctrine, qui veut que

sous l'influence des eaux, le flux hémorrhoïdal augmente ou s'établisse s'il n'a pas encore paru est fausse : 1° parce que les stimulus disséminés dans tout l'organisme par l'excitation thermale, appellent le sang partout à la fois, et deviennent, par conséquent, les antagonistes de la cause qui les attire vers le rectum; 2° parce que, avant tout, les hémorrhoïdes sont de simples varias du rectum, et que, si elles doivent subir une modification quelconque, c'est plutôt une diminution qu'une augmentation, l'agent minéral ayant pour effet reconnu de favoriser la circulation,

Nous en dirons autant des sécrétions pathologiques de la peau, de celles du moins qui ne sont pas de nature herpétique, et qui, ainsi que nous l'avons vu, cessent de donner le produit de leur sécrétion, ou le donnent moins abondant, bien que les auteurs aient dit le contraire.

Ici encore nous constatons un effet pur et simple de l'énergie particulière imprimée à la circulation; et si nous nous rappelons que dans les premiers temps de leur application thérapeutique, les Eaux-Bonnes méritèrent le nom d'*Eaux d'Arquebusade*, par les nombreuses guérisons de vieilles blessures qu'elles procurèrent, nous y trouverons une preuve respectable par son âge que loin d'exagérer les sécrétions pathologiques, elles les diminuent au contraire, puisque ce sont les heureux effets de leur usage dans ces cas qui ont été l'occasion de leur merveilleuse réputation.

D'ailleurs, si nous cherchons à interprêter le fait de cette influence, nous allons retrouver une conclusion déjà tirée : à savoir, que dans ce cas, l'Eau-Bonne n'a pas fait autre chose que favoriser le *nettoyage* intérieur et extérieur de la plaie, par l'élan vigoureux qu'elle a imprimé à la circulation.

Elle a agi comme aurait fait la compression méthodique ou la position élevée ; elle a facilité la circulation de retour; opinion qu'on est bien forcé d'admettre, à moins qu'on ne veuille se rabattre sur l'hypothèse impossible d'une action topique, contre laquelle protestent tous les faits chirurgicaux, et l'expérience de tous les chirurgiens.

Ainsi, notre conclusion définitive est que :

1° L'action physiologique des Eaux-Bonnes est l'excitation générale et antagoniste de tous les appareils de la vie organique, et partant, une sorte de dérivation qui empêche ou fait cesser la concentration du stimulus dans un organe en particulier. Et ainsi se trouve justifié d'une manière toute nouvelle le vieil adage : *ubi stimulus ibi fluxus.*

2° L'excitation de tous les appareils de la vie organique et l'élan vigoureux imprimé aux actes de sécrétion et d'absorption, facilite les phénomènes chimiques de la respiration, et élève le degré de la chaleur animale.

3° Elle imprime donc une direction utile à la nutrition générale d'abord en permettant l'introduction d'une plus grande quantité d'aliment, et ensuite en favorisant leur assimilation.

DEUXIÈME PARTIE

GÉNÉRALITÉS SUR LA THÉRAPEUTIQUE

La pratique de la médecine nous fournit trop souvent l'occasion de constater l'infidélité des médicaments. — Quand nous entendons, au début de nos études, raconter les propriétés des alcalis et des acides, le problème de la thérapeutique nous paraît résolu, par la possibilité de neutraliser l'agent morbide alcalin ou acide par un médicament doué de propriétés neutralisantes.

Dès les premiers temps de la chimie moderne, Sylvius ne manqua pas de donner cette grossière explication qui était encore un progrès réalisé sur les erreurs de ses devanciers. Depuis Sylvius, les théories se sont succédées pour démontrer l'action des médicaments ; et bien souvent elles ont tenu compte d'effets très contestables.

On peut dire que l'illusion occupe une grande place dans les doctrines thérapeutiques.

Est-ce à dire qu'on doive nier l'action des médicaments, et faire disparaître d'un trait le fruit de tant de travaux ? Non certes ! Mais il faut, en leur donnant la juste importance qui leur revient, éviter l'écueil sur lequel on se jetterait en l'exagérant aux dépens de la vérité.

Des deux branches principales de l'art de guérir, l'une la chirurgie, a réalisé, et réalise chaque jour encore d'immenses progrès en thérapeutique. De quelle époque date cette ère de prospérité, qui lui a donné une sorte de précision mathématique ? De celle, il faut bien le dire, où les chirurgiens ont été affranchis de la tutelle des médecins. Ceux-ci avaient introduit dans la chirurgie les formules qui encombraient de toutes parts la médecine ; les chirurgiens pouvaient opérer, mais il fallait qu'au préalable, un docteur eût reconnu l'utilité de l'opération. Il est probable, pourtant, que celui-ci n'usait pas trop tyranniquement du droit que lui donnait son diplôme, et que dans les cas spéciaux, il s'inclinait devant la compétence du chirurgien ; car, dans notre noble profession, les considérations de l'amour-propre et de l'intérêt s'évanouissent toujours devant la nécessité d'être utile au malade. Néanmoins à cette époque, la foi au remède se révèle sous les traits les plus significatifs. On assure que la saxifrage, prise à l'intérieur, favorise la consolidation des fractures; que tel onguent appliqué sur une plaie a la propriété d'en déterminer la cicatrisation. Le cancer, l'opprobre de la chirurgie, trouve son topique et son traitement interne : on affirme même que la nature prévoyante a placé le remède à côté du mal. — Cependant on peut appliquer des topiques, les varier à l'infini, si on ne tient compte de certaines influences, l'affection reste toujours stationnaire.

En chirurgie, les résultats sont toujours frappants. Tel agent, doué par la théorie de telle propriété curative, en est dépossédé par le chirurgien après quelques tentatives infructueuses. L'effet paraît toujours intimement uni à la cause, tandis qu'en médecine, les coïncidences peuvent être plus souvent mises en jeu, et, alors, l'illusion prend du champ.

Le jour ou la chirurgie a banni de son sein tous les procédés ou tous les remèdes qui lui paraissaient infidèles, où elle a renoncé aux onguents maturatifs, siccatifs, incarnatifs, etc., etc.; laissant à quelques douairières de province le secret exclusif de ces vieilles préparations désormais répudiées, elle a commencé à entrer dans la voie du progrès réel.

Les conquêtes qu'elle a faites ont souvent l'occasion de mesurer leur influence avec les résultats des anciens procédés. Les gens du monde ont gardé la foi du topique ; ils s'en servent souvent pour eux, ils les distribuent gratuitement aux pauvres, et retardent ou empêchent ainsi, avec la meilleure intention du monde, la guérison des panaris, des abcès, des furoncles, que la plus simple incision aurait suffi à guérir. Allez leur parler de bistouris et d'incision avant qu'ils aient épuisé la série des simples et des onguents. Certes, malgré les insuccès, la vieille réputation de ces remèdes populaires se conserve et se transmet un peu trop. Mais si elle trouve encore des dupes auprès des malades, depuis longtemps elle n'en fait plus parmi les hommes de l'art.

La chirurgie moderne ne songe plus à médicamenter les solutions de continuité ni généralement, toutes les affections qu'elle est appelée à traiter. Elle a perfectionné les méthodes et les appareils qui assurent le repos, l'immobilité de la partie affectée. Elle s'est efforcée de faciliter par la compression méthodique ou la position élevée la circulation de retour. Elle a prescrit les incisions avant que de grands désordres aient désorganisé les tissus; et quant au topique, elle choisit maintenant de préférence ceux qui n'ont la prétention d'agir par aucune propriété médicinale, mais seulement en empêchant le contact de l'air, et en maintenant la chaleur et l'humidité nécessaires à la cicatrisation. Elle n'admet aujourd'hui que les influences les plus certaines; aussi avance-t-elle à grands pas.

Il faudrait que la médecine suivît l'exemple de sa sœur cadette; car s'il y a eu excès en chirurgie, on peut dire qu'il y a eu abus en médecine. C'est là surtout que l'imagination s'est plu à inventer des remèdes, à peupler les formulaires de recettes plus ou moins infaillibles; c'est là surtout qu'on a usé et abusé de la formule vicieuse de raisonnement : *Post hoc ergo propter hoc.*

Je ne parle pas seulement de l'époque actuelle : la thérapeutique occupe une large place dans l'ouvrage intitulé : *Artis medicæ principes.* Chaque maladie y compte au moins trente remèdes, dont on garantit presque la réussite. On pourrait faire une bibliothèque considérable en rassemblant les énoncés des médicaments que les médecins ont eu à leur disposition. Le nombre n'en augmente-t-il pas tous les jours? Les journaux de médecine ne sont-ils pas remplis d'observations, où l'on voit un agent à peine découvert par un chimiste, juguler des maladies, plus ou moins graves? On vient d'être témoin d'un cas heureux; s'il présente quelque particularité qu'un autre n'ait pas encore formulée, vite on le publie avant qu'un insuccès ne vienne refroidir l'enthousiasme de la foi, et diminuer la chaleur du récit? N'est-ce pas là une grande plaie? N'est-ce pas l'intrônisation complète de l'hypothèse, d'une hypothèse, souvent gratuite? N'est-ce pas un danger pour une science difficile qui a besoin d'une certitude d'autant plus grande que son objet est la vie même de l'homme?

En toute chose, mieux vaut le manque absolu que la possession de valeurs fausses. On ne fait pas grand cas d'un homme qui s'enorgueillit de ses poches pleines de fausse monnaie. Chacun comprend qu'il vaudrait mieux pour lui de n'avoir rien. La médecine ressemble un peu à cet homme; car à côté de notions élevées, péniblement acquises et dont la vérité est démontrée par l'expérience, on en trouve d'autres qui sont le résultat d'un jeu de l'imagination de leurs auteurs, et qui à la faveur des coïncidences si fréquentes en médecine, ont réussi à prendre droit de cité, alors qu'il eut suffi d'une observation attentive, rigoureuse et libre pour en faire justice.

Malgré les traités classiques, et les éloges par eux prodigués à toutes les préparations de la pharmacie, les opinions que je viens d'émettre sont au fond du cœur de tous les médecins ; et la pratique si hautement intelligente des hôpitaux de Paris, en est la preuve la plus éloquente. La thérapeutique y est si réservée en général, qu'un médicament n'y est admis et honoré qu'après avoir subi le contrôle d'une expérimentation sévère. — Quant aux préparations banales, elles sont reléguées dans les officines d'où elles n'auraient jamais dû sortir.

J'attaque ici de front, l'habitude peu philosophique qu'ont tous les auteurs, de grossir leurs œuvres en acceptant la plupart des faits qui ont été publiés ; et si jamais le reproche a été mérité par quelqu'un, c'est bien certainement par les auteurs des traités sur les médicaments dont les livres en général si utiles, et rédigés avec tant de talent ont l'immense défaut d'être empreints d'une foi trop naïve qui se communique à leurs lecteurs, et devient pour ceux-ci une occasion de découragement presque quotidien. Encore la faute retombe-t-elle moins sur eux, que sur ces médecins qui, en vue d'une réputation prématurée font des publications hâtives, où ils émettent des affirmations dont leur propre expérience démontrera bientôt la vanité ! On ne fait pas un livre avec les notions qu'on a seul recueillies dans la pratique ; on va chercher des faits dans les journaux, et les publications antérieures, et si ces faits sont controuvés, les doctrines qui en émaneront ne pourront manquer d'être fausses. En thérapeutique, ce fâcheux résultat arrive tous les jours. Les livres sont pleins de louanges adressées à une foule de médicaments. — Vous avez une indication à remplir, on vous promet que tel agent le remplira à merveille : vous essayez, votre tentative échoue.

L'art serait bien facile à exercer, les maladies bien promptes à guérir, s'il suffisait d'appliquer au traitement d'un état morbide bien connu, une action médicamenteuse également connue. La pratique de tous les jours démontre que pour les cas les plus simples la combinaison médicale est bien autrement compliquée. On ne manœuvre jamais les fonctions au grand jour, et quelles que soient, sous ce rapport, les prétentions de la thérapeutique, on peut assurer, sans lui faire aucun tort, qu'elle ne fait encore qu'entrevoir dans la pénombre de ses erreurs, le sentier dans lequel elle doit s'engager pour avancer à grands pas.

Je ne voudrais pas faire croire que, systématiquement incrédule, je vais jusqu'à nier les actions médicamenteuses les mieux démontrées; loin de là, je reconnais les grands services que la matière médicale nous a rendus, non seulement en nous donnant les moyens d'arracher nos malades à la mort, mais encore en nous éclairant sur la nature des maladies d'après l'axiôme si judicieux : *Naturam morborum curationes ostendunt*. Mais je m'élève, et je crois qu'on ne peut trop le faire contre l'autorité qu'on accorde à tant de publications précipitées, sources d'erreurs de désillusions, et souvent de dangers. Dans les sciences il est de règle de ne croire que ce qu'on voit, et si l'on admet, faute d'expérience personnelle, les opinions d'autrui, on le fait sous bénéfice d'inventaire ; et si les faits ne justifient pas les opinions qu'on a accueillies, la conscience impose l'impérieuse obligation de le dire, et même de combattre, s'il le faut, pour le prouver. En suivant dans la pratique de la médecine cette règle de conduite, on reconnait moins d'influences médicamenteuses, mais on en conserve un noyau suffisant, dont l'existence est incontestable.

Loin donc d'être un ennemi de la thérapeuthique, je suis un de ses plus fidèles partisans, puisque je voudrais qu'on la purifiât de toutes les erreurs dont on l'a surchargée. J'ai voulu prouver que son bagage est encore un peu mince, mais qu'il mérite, tel qu'il est, d'être considéré comme une précieuse conquête sur les difficultés en apparence insurmontables de la pratique. N'est-ce pas travailler en faveur d'une science que de montrer ses bonnes et ses mauvaises tendances ? Et cette tâche est-elle trop ambitieuse lorsqu'il s'agit de résultats que la pratique de chaque jour nous permet de contrôler? Est-il bien difficile de dire ce qu'on voit, quand par devoir on est obligé de regarder?

APERÇU SUR L'ACTION DES MÉDICAMENTS

Ce que j'ai dit précédemment fait entrevoir les vices et les dangers de cette méthode qui, apposant avec succès un médicament à une maladie, se hâte de tirer de ce fait particulier une conclusion générale, et encombre la science d'erreurs et d'embarras sous lesquels il n'est pas toujours facile de la retrouver. Combien de fois n'établit-on pas des influences médicamenteuses sur des preuves qui n'en sont pas? Combien de fois n'attribue-t-on pas faussement au traitement une guérison à laquelle il est resté tout à fait étranger?

Il faut bien, dans certains cas, à moins de faire subir à l'art de grands préjudices, admettre les conquêtes de l'empirisme, lorsque l'expérience a démontré qu'il peut en résulter un bien. N'oublions pas que c'est par cette porte qu'est entré le quinquina contre lequel se sont trop longtemps élevées les stériles argumentations de l'école. Sous un certain rapport, tous les médicaments sont empiriques, car, avant de les appliquer au traitement des maladies, on ne pouvait pas connaître les effets qu'ils produisaient sur les fonctions de l'organisme à l'état physiologique ou à l'état de maladie. Nous ne connaissons, d'ailleurs, de l'action intime du quinquina et des autres médicaments que le résultat définitif. Nos connaissances en physiologie ne nous permettent pas de saisir l'enchaînement des actes vitaux qui constitue le mécanisme de la guérison. A moins que pour le quinquina on ne veuille admettre l'opinion émise par Hahneman, soutenue depuis par Bretonneau, que, pris à haute dose, il détermine des accès de fièvre intermittente, auquel cas il agirait homœopathiquement.

Il faut prendre à l'empirisme les découvertes heureuses qu'il peut faire. Telle qu'elle est, la thérapeutique n'a pas encore un arsenal assez riche. Trop de maladies échappent encore à nos moyens de traitement. Trop de ressources thérapeutiques sont illusoires.

L'expérience seule, en dehors de tout raisonnement, fera rencontrer des agents médicamenteux nouveaux. Mais autre chose est chercher, et autre chose dire ce qu'on a trouvé. L'empirisme doit cesser quand on raconte le résultat de ses recherches. Le raisonnement doit apparaître ici, et légitimer l'admission des moyens empiriques.

La théorie constitue seule la science, et à ce titre son étude doit suivre de près l'analyse des faits sévèrement analysés. — Si des effets sont permanents, ou qu'à travers des modifications insignifiantes, ils conservent toujours les mêmes traits généraux, il sera possible de saisir, tôt ou tard, la loi de leurs manifestations. C'est ce qu'on cherche à faire de nos jours.

La matière médicale possède un certain nombre d'agents qu'on qualifie à bon droit de médicaments héroïques. Il faut citer en première ligne parmi eux, le quinquina, le mercure, l'iode, l'arsenic, l'émétique. A ceux-ci, il n'est pas possible de refuser une action réelle, et qui se traduit toujours par des résultats curatifs. Il n'est certes pas possible de voir ou d'entrevoir le mécanisme a l'aide duquel ils enrayent la marche des maladies; mais on ne peut révoquer en doute, le fait même de cet enrayement. Pour le quinquina, par exemple, on ne saurait expliquer l'action antipériodique, et la guérison des symptômes de l'intoxication paludéenne; mais sans entrer dans le détail intime du phénomène, on comprend néanmoins qu'un agent dont les préparations administrées à l'état physiologique ont une action tonique si manifeste, puisse jusqu'à un certain point, neutraliser l'effet d'une cause aussi franchement débilitante que les effluves marécageux. Laissez agir celle-ci longtemps, et la fièvre d'abord, l'anémie et l'hydropisie ensuite en seront la conséquence. Administrez pendant longtemps du quinquina, il produira toujours une augmentation de l'appétit, des forces générales, etc. La cause morbide agit dans un sens, le médicament dans un autre, sans que la première soit neutralisée par le second. L'acte vital déterminé par le quinquina a seulement contrebalancé l'autre acte vital produit par l'infection paludéenne; et celui de ces deux actes vitaux qui est le plus fort l'emporte sur l'autre. De là, ces guérisons et ces rechutes alternatives.

Le quinquina n'attaque donc pas la maladie; il se borne à produire un effet qui fait contre poids à celui de la cause morbide. Si le remède attaquait le mal lui-même, on pourrait avec de fortes doses faire cesser les accès, alors que la cause morbide continuerait à agir. Or, nous voyons qu'il n'en est pas ainsi. Le seul moyen de guérir les fièvres rebelles est l'émigration. Et même, loin des sources de la fièvre, le quinquina resterait impuissant, si on n'aidait son action tonique en administrant du fer, des bains sulfureux, etc., etc. L'opium à hautes doses est un agent toxique; à petites doses, il fait dormir. Le café, au contraire, est un excitant qui éloigne le sommeil. Dans les empoisonnements par l'opium, le café trouve naturellement un emploi utile, et il réussit. A-t-il agi en neutralisant la cause morbide? Non. Il a agi comme il le ferait à l'état physiologique, et son effet a contrebalancé celui de l'opium. Une série d'actes vitaux avait été déterminée par une influence délétère ; une autre série d'actes vitaux est provoquée dans un but curatif. Dans certain cas, il peut y avoir une ressemblance ou une dissemblance apparente, entre la série des phénomènes morbides et celle des phénomènes médicamenteux ; mais on comprend que la plupart du temps, ni l'un ni l'autre de ces rapports n'existe entre elles, et il n'est pas indispensable qu'elle existe.

On voit que nous n'admettons pas l'idée de la *spécificité* de certains agents de la matière médicale. On ne peut soutenir la doctrine de la spécificité, sans s'appuyer sur les neutralisations de l'action morbide par l'action médicamenteuse. Or, l'une de ces actions n'empêche pas l'existence de l'autre, car il faudrait pour cela que les causes pussent se rencontrer et se combattre. L'organisme serait seulement le témoin de la lutte. S'il en était ainsi, les médicaments seraient de véritables antidotes et ils ne le sont pas.

Le mercure guérit les premières manifestations de la syphylis. Du moins, le silence se fait dans les actes morbides après son administration. La guérit-il complétement? Annihile-t-il tout à fait l'influence du virus syphylitique? Les faits prouvent qu'il entrave seulement ses manifestations; car, tôt ou tard, on voit reparaître les symptômes de cette affection un moment vaincue, et un nouveau traitement devient indispensable. — Le mercure n'a certes pas agi en éliminant le virus. — La salivation n'est pas l'indice du commencement de la guérison, elle ne constitue au contraire qu'une complication, et ne fait que retarder la cure. Elle n'est considérée par personne comme une crise favorable. Quel est donc le mode d'action du mercure, s'il ne neutralise pas le virus, et s'il ne détermine pas de crise éliminatrice? C'est une action perturbatrice. C'est en attaquant profondément l'organisme, qu'il fait une diversion utile à un effet de la cause morbide. Peut-être est-ce comme disent MM. Trousseau et Privax, au sujet des altérants en général, en dénaturant le sang et les humeurs, en les rendant moins propres à la nutrition intersticielles, et à fournir des éléments aux phlegmasies aigües ou chroniques. Donné à l'état physiologique, il produit une éruption à la peau, et des altérations profondes dans la nutrition du système osseux. Donné à un syphilitique il oppose ces mêmes effets à ceux du virus, et leur fait contre poids. Les sécrétions et les divers actes nutritifs subissent tour à tour l'influence de ces actions rivales ; pendant ce temps la résistance à la maladie s'est prononcée, et le mieux arrive malgré les ravages qu'a subi l'organisme.

L'iodure de potassium n'a pas non plus que le mercure de voie spéciale d'élimination. Il parcourt l'organisme entier, fait sentir ses effets partout à la fois, détermine des actes vitaux particuliers, qui sont des actions physiologiques, c'est-à-dire le résultat normal de son action sur les humeurs et sur les tissus.—L'organisme absorbe en aveugle, aliments, poisons, médicaments ; — les aliments arrivés au centre des mutations nutritives sont assimilés, les poisons et les médicaments, au contraire, sont repoussés comme non assimilables, et la série des actes vitaux qui se présente alors donne une physionomie particulière à leur mode d'action. — Ne serait-il pas bien étonnant que cette physionomie fut la même que celle de certaines causes morbides, ou lui fut justement contraire ? En admettant l'une ou l'autre de ces hypothèses ne se trompe-t-on pas également? — Supposer que des effets semblables peuvent être produits par des causes dissemblables n'est-ce pas pécher contre la logique ?

Le mercure, l'iodure de potassium ne sont pas du reste les seuls remèdes de la vérole.

Les préparations d'or jouissent contre cette maladie, d'une certaine efficacité ; et elles appartiennent comme le mercure et l'iodure de potassium au groupe des médicaments altérants, c'est-à-dire de ces agents qui ont une action perturbatrice. C'est donc l'effet perturbateur, en géneral, et non un effet spécifique qui résulte de l'administration du mercure et de l'iodure de potassiun ; et si on préfère ces agents aux autres produits de même groupe, c'est parce que leur action est plus profonde et plus durable.

L'arsenic n'exerce peut-être une influence si heureuse sur les manifestations de la diathèse herpétique qu'à la faveur des modifications qu'il opère sur la nutrition générale à laquelle il imprime toujours une direction meilleure. Peut-être en favorisant des absorptions et des sécrétions dont la suppression ou la diminution d'énergie avait donné naissance à des sécrétions pathologiques accidentelles, supprime-t-il la cause de celles-ci. Quoiqu'il en soit, on ne peut nier qu'il ne régularise presque toujours les fonctions de nutrition, ainsi que le prouve l'augmentation de l'appétit, de l'embonpoint et des forces qui accompagnent son administration. Dans cette hypothèse, l'arsenic aurait pour effet d'opposer une fonction normale momentanément suspendue, à la fonction accidentelle qui la suppléait.

Les médicaments que nous venons de passer en revue agissent donc tous, si on se place à un point de vue très général, dans le même sens : Ils sollicitent des actes vitaux, qui entravent d'autres actes vitaux mis en jeu par une cause morbide. — Ils font donc une utile diversion à la faveur de laquelle l'action morbide est amoindrie, et laisse à l'organisme le temps de triompher d'elle.

Quand on touche avec le nitrate d'argent une surface enflammée, on cause une douleur vive. Celle-ci devient le centre d'une fluxion qui déplace la fluxion inflammatoire, bien que le siége des deux stimulus soit très voisin ; ici encore à une affection caractérisée par certains actes vitaux qui font équilibre et il en résulte d'heureux effets.

Aussi donc, nous voyons que la thérapeutique compte un très petit nombre d'agents héroïques ; et nous reconnaissons que leur influence s'exerce toujours par l'intermédiaire obligé des actes organiques, qu'ils ont la propriété de modifier temporairement d'une certaine façon.

Depuis Cullen, on n'envoie plus de remèdes à la rencontre des maladies pour les anéantir. On ne compte plus tant sur l'intelligence du médicament, et sur l'animosité particulière qu'il nourrit contre telle ou telle affection ; on se contente de provoquer des actes vitaux qui, en établissant une sorte de contrepoids donnant à l'économie, l'élan non de la guérison, mais simplement de la résistance au mal.

Toute la thérapeutique me semble contenue dans cette diversion produite par le médicament pour entraver les actions morbides. Que cette diversion s'appelle révulsion, dérivation ou plus généralement perturbation, l'effet me paraît être toujours le même à savoir : le détournement des forces vitales au profit de la santé, contre la maladie.

Hahneman eut une singulière prétention quand il essaya de combattre les maladies par d'autres maladies semblables mais un peu plus fortes; comme si on pouvait trouver dans la thérapeuthique des agents capables de produire des effets semblables à ceux des causes morbides, telles que les miasmes paludéens, la contagion, l'épidémie, etc., etc. — Elle prouve une fois de plus que pour soutenir une opinion préconçue dans des vues systématiques, on dénature les faits eux-mêmes, qu'il est pourtant si facile de voir tels ou à peu près tels qu'ils sont.

Si l'idée de spécificité doit être reléguée parmi les croyances surannées ; il faut bien reconnaître que certains médicaments affectent en apparence une certaine préférence pour certains tissus. De même que les matières albuminoïdes sont principalement digérées dans l'estomac, de même cet organe se montre sensible à l'action des vomitifs tandis qu'il est traversé par les purgatifs salins sans en subir l'influence. De même les purgatifs drastiques traversent-ils comme des substances inertes l'intestin grêle, tandis qu'ils produisent de puissants effets sur le rectum et le colon. Le nitre augmente l'activité sécrétoire du rein, la térébenthine et le copahu ont plus d'action sur la vessie dont ils modifient à leur manière la nutrition, etc., etc.; les balsamiques excitent la sécrétion des bronches, etc., etc. Ce n'est pas à dire néanmoins qu'il y ait dans le sang des diverses parties du corps une sorte de partage des produits introduits dans le torrent de la circulation. Tout ce qui est absorbé parcourt l'organisme entier, et si tel agent s'arrête dans tel organe c'est seulement en vertu de la texture particulière de celui-ci.

Cette spécialité d'action, cette tendance qu'ont certains agents de la matière médicale à choisir le théâtre de leurs effets a fait concevoir aux thérapeutistes des espérances que la pratique ne réalise pas ordinairement. C'est néanmoins une source féconde d'expérimentation d'où pourront peut-être sortir un jour d'heureux effets.

Nous pouvons conclure de cette étude que la diversion opérée par le médicament; qu'on l'appelle révulsion ou dérivation, constitue le mécanisme tout entier de la résistance à la maladie. C'est là la conviction profonde que me laisse la pratique. C'est donc, jusqu'à nouvel ordre le seul but que je me propose d'atteindre en administrant un médicament. Ainsi en doit-il être quand je fais prendre les Eaux-Bonnes.

ACTION THÉRAPEUTIQUE DE L'EAU-BONNE

Dans la première partie de ce travail, j'ai établi : 1° Que l'eau de la source vieille des Eaux-Bonnes a la propriété d'exciter les plexus du grand sympathique et de favoriser la circulation, la calorification et la nutrition générales. Nous avons démontré qu'en disséminant la stimulation, elle empêche les congestions locales, et que son action si puissante par elle même, trouvait un adjuvant énergique dans l'aspiration de l'air, si riche en oxygène, qui remplit l'atmosphère des montagnes, et dans l'exercice pulmonaire auquel est forcément soumis tout malade qui va chaque jour à pied, par un chemin rude à monter, boire son eau à la source même.

Le concours de ces trois causes réunies, agissant dans le même sens, nous a paru une condition de modification générale que nous n'avons pas encore expliquée, mais dont l'économie malade, doit, avons-nous dit retirer de grands profits. C'est de cette question que nous allons nous occuper maintenant. Rappelons avant les propositions que nous avons formulées sur l'action des médicaments en général. Nous avons cherché à démontrer que les auteurs n'ont vu que la surface du phénomène, lorsque étudiant le but qu'on se propose en administrant un agent thérapeutique, ils l'ont rangé sous deux chefs principaux : la méthode homœopathique et la méthode allopathique, qui toutes les deux rentrent dans la méthode substitutive, car que ce soit par une maladie artificielle semblable ou par une autre dissemblable, qu'on cherche à remplacer la maladie naturelle, c'est toujours à la substitution qu'on veut arriver. Or, j'ai fait voir que dans ces deux tendances, il y avait également erreur, et que le résultat qu'on peut atteindre est une simple perturbation physiologique, troublant par la diversion qu'elle cause la maladie naturelle et empêchant celle-ci de trouver un aliment dans l'afflux du sang ou des humeurs. Notre conclusion a été que le traitement des maladies se résout tout entier dans la révulsion et dans la dérivation, qui sont pour nous le type des actions médicamenteuses.

Nous allons maintenant chercher quelle est l'action thérapeutique des Eaux-Bonnes ; nous donnerons cette étude en deux parties : 1°, dans la première, nous analyserons les opinions des auteurs à ce sujet ; dans la seconde, nous émettrons nos propres idées que nos préliminaires doivent déjà faire pressentir.

OPINIONS DES AUTEURS

SUR L'EFFET THÉRAPEUTIQUE DES EAUX

A. Bordeu (cité par Andrieu; *Essai*, p. 146 et suivantes), dit que : Les Eaux-Bonnes ont la vertu singulière de porter à la poitrine, d'augmenter plus que tout autre médicament la sécrétion du *suc bronchial* et celle de la transpiration du poumon; non seulement d'après cet auteur, elles dégagent la poitrine en portant à la peau et en augmentant la sécrétion des reins, mais encore en procurant des évacuations du côté de la trachée. Il assimile toujours dans sa pensée, au point de vue de l'action curative des

Eaux-Bonnes, les *ulcères* de l'appareil respiratoire, et ceux de la surface extérieure du corps, pour lesquels il administre ses eaux, en boisson, en bains et en douches. L'action des Eaux-Bonnes peut, d'après lui, suffire pour guérir des fistules anales, pour résoudre les engorgements du poumon et cicatriser les ulcères de cet organe, ceux même qui résultent de la fonte des tubercules. Il est nécessaire, dit-il, de stimuler ces ulcères et les divers engorgements pour en triompher.

La vérité est là intimement mêlée à l'erreur. La vérité est dans l'expression du fait, que les eaux dégagent la poitrine en portant à la peau et en augmentant la sécrétion des reins. Mais l'erreur commence quand Bordeu dit qu'elles stimulent la poitrine et augmentent la quantité des sécrétions bronchiques. — En congestionnant la peau, elles font un acte de décentralisation, comment concevoir la centralisation qu'il est indispensable d'admettre, si le poumon se trouve congestionné, ou même seulement stimulé. Car qui dit stimulation suppose la fluxion, et celle-ci ne peut se faire en même temps au centre et à la périphérie de l'organisme.

Qu'on attribue à un médicament des vertus multiples; c'est très bien, mais qu'on le dote de propriétés contradictoires, ce n'est pas acceptable. La théorie de Bordeu se trouve ainsi jugée. C'est ailleurs que dans la congestion du poumon qu'il faut aller chercher la cause des heureux effets des Eaux-Bonnes, et pourtant nous allons le voir, depuis le premier Bordeu, la même idée ou plutôt la même erreur n'a pas cessé de régner dans la science, et maintenant encore la plupart des médecins croient au mécanisme curatif qu'il a invoqué.

Théophile Bordeu (le grand Bordeu), insiste sur l'erreur de son prédécesseur immédiat. Il pense que le malade soumis à l'usage des eaux minérales sulfureuses, doit traverser une période de stimulation, qui a pour but de convertir temporairement la maladie chronique indolente, en une maladie aigüe essentiellement active.

Après ces auteurs, il se fait un grand silence sur les vertus curatives des Eaux-Bonnes ; ces thermes étaient déjà passé du rang de buvette, tout à fait locale, qui avait abreuvé à peine quelques Béarnais, à celui d'un établissement de premier ordre par son importance et l'efficacité reconnue de leurs eaux. Une longue période venait de s'écouler, et aucune œuvre nouvelle ne s'était produite.

Il faut arriver à Darralde, pour avoir quelques notions modernes sur l'action curative des eaux qu'il administrait avec tant de succès ; et encore, faut-il le dire, ce médecin n'a-t-il publié ses idées qu'à la demande du docteur Constantin James, qui avait besoin de les connaître avant de publier son Traité des Eaux Minérales.

« C'est dans la pharyngite que les phénomènes d'*excitation locale* sont plus directement mis en relief par les eaux. Dans la pharyngite simple les sensations aigües qui avaient caractérisé la période d'invasion, reparaissent avec une rapidité extrême par l'effet des eaux.

Ces recrudescences d'excitation locale, se répètent à deux ou trois reprises pendant le cours du traitement. Enfin, elles disparaissent pour ne plus revenir emportant avec elles la maladie, dont elles étaient simplement l'expression. »

La pharyngite granulée éprouve les mêmes effets que la pharyngite simple. Si les évolutions se sont faites d'une manière indolente et chronique, ces mêmes caractères persistent pendant toute la cure. On aboutit à la guérison dans les cas où la réaction est vive et dans ceux où elle est à peine sensible

« Il en est de la laryngite absolument comme de la pharyngite, pour ce qui a trait à l'excitation localisée que produisent les eaux. Vous devez, quant à la direction du traitement minéral, consulter les antécédents de la maladie et vous y conformer de manière à ne reproduire que des phénomènes analogues à ceux qui l'avaient caractérisée à son début. » — (Darralde, cité par Pietra-Santa. Les Eaux-Bonnes, p. 244-245).

Plus loin le même auteur ajoute : « Il est rare que la bronchite simple résiste à une saison d'eaux, quand il y a de l'emphysème la guérison est plus lente.

L'action du traitement se limite à la disparition de l'engorgement concomittant; quant à l'engorgement plus ou moins étendu du poumon qui caractérise la pneumonie chronique, il éprouve tout d'abord une période d'aggravation momentanée, (anxiété, oppression).

« Puis à ces signes d'excitation locale succède une résolution progressive, et le tissu pulmonaire reprend promptement sa perméabilité. ....

» Encore il faut se rappeler ce que nous avons dit de la facilité extrême avec laquelle les types primitifs se reproduisent sous l'influence de l'action excitante des Eaux. » (Darralde, cité par Pietra-Santa p. 250-251-252).

Ainsi donc, soit pour les lésions pharyngiennes, soit pour les lésions bronchiques ou pulmonaires, l'*excitation locale* doit être provoquée par l'usage de l'Eau-Bonne, et le mécanisme de la guérison est là tout entier, pourvu toutefois qu'on sache adapter l'excitation médicamenteuse au cadre exact de celle qui marqua le début de la maladie. Inutile de faire remarquer combien il est singulier que les Eaux-

Bonnes aient la propriété de développer un cortège de symptômes qui s'étaient produits une première fois sous l'influence de causes sans doute très-différentes de l'action thermale; notons pourtant cette phrase significative de Darralde : « On aboutit à la guérison dans les cas où la guérison est vive et dans ceux où elle est à peine sensible. » Ce précieux aveu indique clairement que l'ancien inspecteur des Eaux-Bonnes avait vu des cas de guérison qui ne rentraient pas dans la théorie.

Andrieu s'est occupé surtout de l'action des Eaux sur la phtisie pulmonaire, tandis qu'il a laissé dans l'ombre et même dans l'oubli le traitement de l'angine granulée, comprenant avec l'intelligence dont il a donné tant d'autres preuves que l'ingénieuse hypothèse faite par lui sur les procédés curatifs de l'agent minéral ne pouvaient s'appliquer à d'autre maladie qu'au tubercule.

Quand j'ai analysé les opinions sur l'action dynamique des eaux, j'ai déjà eu l'occasion de relever dans sa doctrine des inexactitudes et des contradictions. Je vais voir, maintenant, si je serai plus d'accord avec lui au sujet de l'action thérapeutique,

« La chronicité, la diathèse scrofuleuse, l'état lymphatique, la laxité des tissus, la congestion passive habituelle, une sensibilité un peu obtuse, une irritabilité peu prononcée, la diathèse herpétique, les affections rhumatiques et hémorrhoïdales, la suppression de certaines sécrétions habituelles, les engorgements atoniques des tissus, compliqués ou non de la présence de tubercules à l'état de crudité. » Telles sont pour l'auteur, les indications générales de l'administration des eaux ; il faut avouer que les médecins trouveraient dans cette longue énumération peu de lumières pour le choix des malades qu'ils doivent envoyer aux eaux. Quant à moi, je pense qu'il a voulu parler des affections catarrhales chroniques simples, ou compliquées de diathèse scrofuleuse, tuberculeuse, herpétique ou arthritique.

« Dans les maladies chroniques, la marche est lente et obtuse, et souvent il devient utile de précipiter les mouvements vitaux, à l'aide d'une stimulation artificielle..... De l'état chronique, la maladie passe jusqu'à un certain point à l'état aigu [1]. Sous cette influence, une broncharrée devient, jusqu'à un certain point, une bronchite, et plus tard celle-ci cessant, la maladie ancienne disparaît. »

Comme on le voit la maladie étant chronique, les Eaux-Bonnes ont la propriété de la faire passer jusqu'à un certain point à l'état aigu ; nous voilà ramenés à la proposi-

(1) *Essai*, p. 81.

tion de Darralde, qui dit que le traitement thermal restitue à la maladie le degré d'acuité qu'elle eut à son début.

... L'altération que l'on rencontre autour du produit morbide peut donc être cause ou effet, et assez fréquemment elle doit persister à titre d'effet après avoir agi un certain temps comme cause. Dans l'une et l'autre de ces hypothèses, une atmosphère de tissu pulmonaire plus ou moins imperméable à l'air, existe autour des tubercules encore à l'état de crûdité. Les matériaux du sang sont infiltrés dans le tissu aréolaire de l'organe respiratoire..... On comprend que s'il est très difficile d'amener la résorption de la matière tuberculeuse, il est aisé, au contraire, de faire disparaître l'infiltration du tissu cellulaire ambiant. Les cas où nous trouvons les tubercules enveloppés par du tissu pulmonaire sain, nous montrent assez le but que nous devons nous efforcer d'atteindre. Rendre au parenchyme des poumons non envahi par la matière tuberculeuse, sa perméabilité normale, le placer dans des conditions telles, par rapport aux tubercules disséminés dans son sein, que ces derniers soient tolérés par lui, n'augmentent ni en volume, ni en nombre, et restent indéfiniment stationnaires, tel est le résultat difficile, mais non impossible à obtenir que la théorie appuyée sur des inductions légitimes, nous autorise à poursuivre par les moyens appropriés.

« L'usage des Eaux-Bonnes, peut-il nous servir efficacement à attendre ce but ? Oui, l'expérience clinique nous le prouve tous les jours [1]. »

Une loi de physiologie pathologique domine tout ce qui se rapporte à la disparition des néoplasmes qui tendent à altérer un organe et à gêner ou à anéantir le jeu de ses fonctions. C'est celle-ci : Les productions accidentelles qui, pour disparaître, ne sont pas condamnées à subir la dégénérescence putrilagineuse ou phagédénique sont susceptibles d'être reprises par les absorbants, sous l'influence d'un travail atrophique, développé dans la profondeur de leur masse. Rien n'est plus propre à engendrer ce travail de résorption que les stimulations spécifiques ou non que l'on suscite dans les parties affectées. On dirait que les produits organiques de formation nouvelle n'ont pas la force de supporter le mouvement inflammatoire sans que leurs mollécules se désagrègent, pour entrer dans le torrent de la circulation.

» On a vu plus haut le but à atteindre : C'est, dit clairement Andrieu, l'isolement de la masse tuberculeuse du milieu des tissus sains, et la résorption des produits épanchés qui diminuent l'élasticité du poumon, et l'étendue du

(1) *Essai*, p. 98-99.

champ de l'ématose. Quand au moyen d'atteindre ce but, il le dit non moins clairement : « Rien n'est plus propre à engendrer le travail de résorption que les stimulations spécifiques ou non que l'on suscite dans les parties affectées. » C'est donc par la stimulation artificielle du poumon, qui fait passer *jusqu'à un certain point* la maladie de l'etat chronique à l'état aigu, qu'elle soit une inflammation véritable ou un degré plus ou moins mitigé de l'état inflammatoire, c'est toujours la même méthode à savoir ; la sollicitation du passage de la maladie, de l'état chronique à l'état aigu : c'est, en outre, l'affirmation la plus catégorique de l'action élective des eaux sur les organes pulmonaires.

Une maladie, quelle qu'elle soit, ne saurait quitter l'état chronique pour revêtir la forme aigüe, sans prendre en même temps les caractères qui appartiennent à cette dernière forme. A côté de la stimulation locale de l'organe respiratoire, on devra donc trouver : 1° Les signes stéthoscopiques qui accompagnent toujours les formes aigües, et l'auscultation devra faire entendre à l'oreille une certaine quantité de râles sous-crépitants et sibilants, et le nombre devra en augmenter comme l'intensité de la maladie artificielle, l'expectoration se modifiera en quantité et en qualité ; d'abord plus claire et plus abondante, elle deviendra successivement plus épaisse au fur et à mesure que l'affection artificielle parcourra ses périodes. La dyspnée devra être assez grande: 2° Il faut bien croire que l'organisme ne restera pas indifférent à tout ce tumulte, et que, bien loin de là, la fièvre, la céphalalgie et un certain trouble des fonctions digestives, viendront compléter la scène morbide. De plus, si l'on admet que cet état maladif, artificiellement développé par les eaux, doive, en se substituant à l'état chronique, faire disparaître les lésions accumulées par celui-ci, ou du moins les améliorer, il faut bien accorder que pour arriver à ce but difficile, il devra présenter des conditions de durée et d'intensité sans lesquelles il resterait forcément stérile. La pratique de tous les jours démontre en effet que l'état des personnes atteintes d'affection catarrhale des poumons est heureusement modifiée dans certain cas, lorsqu'une bronchite capillaire après avoir fait trembler sur ses bases l'économie tout entière, détermine une exagération de l'expectoration et des sécrétions bronchiques. Un simple rhume ne fait qu'aggraver le mal parce qu'il s'épuise dans les grosses bronches, mais la bronchite capillaire attaquant violemment les plus petites divisions de ces canaux, imprime à leur vitalité après la guérison, un élan qui, s'il ne guérit pas, pallie au moins puissamment l'état chronique. Le catarrheux continue à tousser et à expectorer, mais, en vertu de la réaction qui succède à la violente maladie qu'il vient d'éprouver, il profite d'une amélioration considérable. Le fait est parfaitement exact : Il nous reste à savoir si les Eaux-Bonnes ont une influence comparable à celle-là. Nous pouvous affirmer dès à présent que non. Non seulement on n'obtient pas ces effets des doses actuelles, mais on ne saurait certainement les produire par le moyen des doses les plus élevées. Puisque dans leurs observations, les auteurs que je combats n'ont donné aucune preuve de l'inflammation locale, ni des signes de réaction générale, il faut en conclure que la théorie émise par eux est une pure hypothèse, et, par cela même, nous ne saurions lui donner notre adhésion.

Si nous cherchons sur quelle base repose la première édification de cette théorie, nous trouvons que c'est sur ce fait énoncé par moi au commencement de ce travail, que les Eaux-Bonnes, à une époque variable de leur administration, exercent une action excitante sur les grands appareils de la vie organique, en commençant tantôt par le poumon, tantôt par les organes digestifs ou par ceux de la sécrétion urinaire. Mais j'ai démontré que cette excitation n'a rien de spécial dans le poumon, qu'elle est apparente dans cet organe pendant un certain temps, qu'elle cesse au bout de quelques heures de s'y manifester d'une manière sensible, pour aller retentir sur une autre organe, et ainsi de suite, jusqu'à ce que, ayant envahi successivement toute la vie organique, elle devienne, pour ainsi dire, latente, et se traduise seulement par une énergie plus grande des actes de nutrition et de calorification.

Je dois ajouter que ce phénomène d'excitation thoracique est toujours momentané, qu'il ne donne pas lieu à une expectoration plus abondante, ni à des douleurs vives, ni à la fièvre, et que par conséquent il ne peut en aucun cas être donné comme la preuve qu'un état aigu est venu s'enter sur l'état chronique. Si les malades éprouvent quelque dyspnée, elle est, d'après leur dire, analogue à celle que produit l'action d'un courant d'air très oxygéné, elle n'a rien de pénible, ni de morbide et paraît être plutôt l'indice d'un déplissement très étendu du poumon qui agrandit les deux temps de la respiration. L'auscultation des malades à cette période permet quelquefois de constater chez certains d'entre eux l'existence de râles humides, qui ont pu induire certains médecins en erreur en leur faisant croire qu'ils étaient la preuve d'un état aigu ; mais je dois faire remarquer que le siége et le caractère de ces râles donnent complètement tort à cette opinion, si l'on réfléchit que limités à des portions très minimes de l'organe, revêtant la forme des rales de l'œdème, et se présentant chez des sujets précédemment atteints d'affection pulmonaire aigüe, ils signifient seulement que sous l'influence de la stimulation imprimée aux mouvements circulatoire et musculaire intra-pulmonaire, l'air a pénétré dans des canaux bronchiques qu'une adhérence ou un engorgement non résorbé lui avait depuis longtemps interdit. Ce fait n'est donc pas la preuve d'un état aigu, qui d'ailleurs serait démenti par le silence complet de l'organisme ; il indique que des canaux aériens longtemps obstrués, sont devenus perméables par suite de l'excitation générale à laquelle le malade est soumis.

Il est une autre forme d'état aigu dont il faut bien que je dise un mot, mais un seul. Je veux parler de cet état catarrhal épidémique, qui règne souvent aux Eaux-Bonnes, et que par un abus de raisonnement on a faussement attribué à l'action des eaux, sous ce prétexte, qu'on peut le contracter pendant leur administration C'est une affection qui se développe à la suite des variations de température si fréquentes dans les montagnes ; elle est du reste beaucoup plus fréquente pendant le moisde juin que pendant le reste de la saison, et sa durée est très courte. Je ne parlerai pas de son influence curative, vu qu'elle se développe aussi bien chez ceux qui accompagnent les buveurs, que chez les buveurs eux-mêmes. Donc on ne peut la considérer comme un effet des eaux: il est donc inutile de nous étendre plus longtemps sur elle.

Nous n'avons parlé jusqu'ici que de l'action des Eaux sur les maladies thoraciques. Nous allons maintenant étudier les opinions qui ont été émises sur l'efficacité spéciale du traitement thermal appliqué à la curation de l'angine granulée.

Les auteurs ont laissé dans l'ombre, pour la plupart, ce côté de la question. Il est cependant essentiel de le traiter avec un certain développement, car les malades atteints de cette affection viennent en grand nombre aux Eaux-Bonnes, et retirent de l'usage de ces eaux des avantages incontestables.

Si nous appliquons ici la théorie de la stimulation locale et du changement temporaire de l'état chronique à l'état aigu, nous devrons voir se développer chez les malades qui boivent l'eau sulfureuse une angine aigüe qui, se substituant à l'état morbide antérieur, en changera les caractères, et nous aurons ici la bonne fortune de pouvoir constater à l'œil les résultats qu'on ne peut qu'interprêter avec plus ou moins de certitude dans les affections thoraciques. Nous pourrons, jour par jour, trouver des résultats nouveaux, et prendre sur le fait le mécanisme de la guérison. Or, si l'état chronique doit être remplacé par l'état aigu, c'est principalement sur les glandes hypertrophiées que devra partir la stimulation ; leur volume devra augmenter encore, leur sécrétion être modifiée, les petits crachats nacrés devront être remplacés par des mucosités d'abord plus ou moins claires, et surtout plus abondantes. Ce sont là quelques-uns des signes qui doivent caractériser l'angine sulfureuse spécifique, dont parle dans sa brochure le docteur E. Cazenave, affection artificielle à laquelle Andrieu a lui-même fait allusion dans son essai.

Un fait paraît venir ici à l'appui de la théorie ; c'est l'apparition de douleurs dans l'arrière gorge, accompagnée quelquefois d'une injection assez apparente du réseau vasculaire sous-muqueux. Mais il convient de faire les deux remarques suivantes : 1° Les malades qu'on a sous les yeux sont sujets, en dehors de tout traitement thermal, à souffrir davantage pendant les fortes chaleurs, et par toutes les températures, après le repas, et après un exercice plus ou moins prolongé de la voix. Pendant le traitement thermal, ils prennent des douches pharyngiennes, les unes pulvérisées, les autres directes : L'eau qui sert à ces douches est d'une température si mal répartie (et j'en ai fait maintes fois l'expérience), dans une seule séance, on reçoit au début une eau plus ou moins chaude et au milieu ou à la fin un jet beaucoup plus froid ou beaucoup plus chaud. Circonstance qui, ainsi que le fait très bien remarquer M. de Piétra-Santa, ne peut être que préjudiciable aux malades. Enfin, il faut le dire, si quelquefois l'augmentation de la rougeur pharyngienne et une coloration framboisée particulière semblent justifier l'existence d'une affection substituée qui pourtant n'existe pas, ainsi qu'on le verra plus loin, bien plus fréquent est le cas où un amendement progressif des symptômes et des lésions est la seule modification qu'il soit donné de constater.

Nous n'avons pas parlé de fièvre, de céphalalgie ni de troubles généraux quelconques, comme conséquence de l'aggravation de l'état local, attendu que ces signes de réaction, qui ne devraient pas manquer s'il y avait une véritable angine, ne se montrent jamais; et personne jusqu'ici n'a dit qu'on remarquât sur les glandes malades les signes de l'exacerbation inflammatoire qu'il serait pourtant si facile de constater s'ils existaient.

Ainsi d'après ce qui précède, on voit que l'angine sulfureuse ne joue aucun rôle dans le traitement de l'angine pharyngée.

Nous ne nions pas les exacerbations, mais nous avons constaté qu'elles durent chaque fois quelques heures à peine, au lieu d'avoir la durée nécessaire pour agir comme affection substitutive. Quant à l'injection du réseau sous-muqueux dont nous reconnaissons l'existence dans certains cas, bien qu'il semble très difficile au milieu des influences si diverses d'interprêter à quelle cause elle doit être rapportée ; nous en donnerons plus loin une explication conforme aux faits et à la théorie.

Je professe la plus profonde estime pour M, le docteur Pidoux, et la plus grande admiration pour son talent et pour ses travaux, mais je ne saurais partager les idées qu'il a émises au sujet de l'action des Eaux-Bonnes, dans les différentes brochures qu'il a publiées.

M. Pidoux ne parle que de la phthisie pulmonaire « la grande maladie qu'on traite aux Eaux-Bonnes. » On peut dire que les divers mémoires qu'il a publiés à ce sujet convergent tous vers le fait de la curabilité de cette affection.

Dans un premier travail, il jette des généralités, élevées sur les diathèses, sa parole pleine d'autorité nous montre ces états morbides sous le jour si peu étudié de leur succession à travers les génération.

Dans un groupe qu'il appelle maladies initiales, il range : la syphilis, la scrofule et l'arthritisme, affections que l'individu peut contracter ; puis, dans un deuxième cadre, il fait rentrer ce qu'il appelle les maladies finales ou organiques, le tubercule et le cancer. Aussi peut-il dire logiquement : la phthisie n'est pas une maladie organique qui commence, mais bien une maladie organique qui finit.

Entre les deux groupes, se trouvent les manifestations intermédiaires de l'herpétisme.

Dans un deuxième mémoire, le savant inspecteur établit que « la santé n'est que relative puisque l'organisme possède la disposition à la maladie. Elle suppose chez l'homme sain la préexistence d'éléments morbides ou d'affections simples que les poisons ou les médicaments excitent et coordonnent..... Ces affections peuvent se développer sans eux sous l'influence de mille causes. »

» Les poisons ne font qu'exciter les propriétés morbides latentes de l'organisme. Si l'organisme sain n'était pas affecté de propriétés morbides naturelles, au moins innées, fondues avec chacune de ses propriétés saines, les poisons ne détermineraient en lui aucun trouble ni aucune lésion. »

» Si le système nerveux ne renfermait pas en lui des représentations lumineuses spontanément sensibles qu'avivent et coordonnent la lumière extérieure et les objets éclairés on ne verrait pas.

» Les causes extérieures des maladies suivent cette loi du rapport des êtres organisés avec le monde extérieur.

» L'action pathogénétique du médicament relève doı de cette loi. Elle suppose chez l'homme sain la préexis tence d'éléments morbides que le médicament met siı plement en feu.

L'hypothèse de la préexistence d'éléments morbides che l'homme sain est bien ancienne, puisqu'on l'a trouve foı mulée tout au long dans Hyppocrate. Elle est, noı l'avouons au-dessus de notre compétence — nous pouvoı dire seulement que nous ne sommes pas disposés à l'ad mettre. — Nous reconnaissons dans l'organisme un moı vement continuel qui est la vie même, et qui est diverse ment influencée par des causes extérieures ou intérieure: mais qui, sans le concours de celles-ci, ne peut s'altére et devenir le théâtre de ces accidents qui constituent l maladie.

Supposer des éléments morbides innés, que les poison: les médicaments, les causes diverses de maladie, peuveı simplement mettre en jeu; c'est affirmer que ces subs tances devront agir sans aucune originalité. Les signes d leur introduction dans l'économie différeront seulement pa leur nombre, et la physionomie de l'affection qu'ils provc queront dépendra simplement du mode de groupement de éléments morbides. Cette hypothèse hardie, mais que rie ne justifie, impliquerait donc une analogie forcée entre le actions de toutes les substances qui peuvent être ingérées. Elle justifie les espérances thérapeutiques de ceux qui croient pouvoir reproduire artificiellement les types des maladies ou des types tellement voisins, qu'on puisse beaucoup espérer de l'influence de ceux-ci sur les maladies naturellement développées. Heureux serions-nous, s'il en était ainsi ; mais la théorie qui nous le promet n'est qu'une hypothèse, et elle restera telle jusqu'au jour où on apportera des faits heureux qui démontrent son exactitude. Or, M. le docteur Pidoux n'en apporte aucun.

Pour moi, j'avoue qu'il ne me répugne nullement d'admettre que le vomissement n'existe pas en nous comme faculté morbide. Il me suffit de savoir que l'estomac est un organe contractile possédant ce qu'on a appelé le mouvement péristaltique et le mouvement antipéristaltique et d'admettre que certaines substances ont la faculté de déterminer à un si haut degré ces contractions, qu'au lieu du balancement insensible qui se fait pendant la digestion, il se fasse des convulsions de l'organe qui réduisent de beaucoup sa capacité intérieure et en chassent violemment les produits qui y sont accumulés. C'est une action physiologique, devenue morbide, mais elle est physiologique en ce sens qu'une des propriétés naturelles de l'organe, la contraction a été mise en jeu par un excitant de cette faculté, le vomitif, qui agit du reste, par action réflexe.

Les substances que nous introduisons dans nos organ se divisent en deux groupes très distincts, celles qui so assimilables, et celles qui ne le sont pas. La distincti est, je crois, de Cullen. Et on me paraît avoir eu tort de rejeter; celles du premier groupe remplacent les mat riaux usés de nos tissus que les diverses sécrétions sép rent chaque jour de l'organisme; celles de la seconde c tégorie, introduite à la faveur de l'état de dissoluti parfaite trompent les absorbants qui absorbent fatalemen et, arrivés dans le champ de mutations vitales, ils ne pe vent être utilisés. Leur élimination est toujours tentée p l'organisme qui a néanmoins subi leur influence passag re. Celle-ci se révèle par un trouble des fonctions qui c l'action physiologique de la substance ingérée. Cet ora momentané n'a besoin pour s'effectuer que d'impressio et de contractions, phénomènes tout à fait normaux nullement morbides.

Enfin, s'il est vrai qu'il existe des sensations subjectiv de la lumière dont le développement puisse avoir lieu so l'influence d'une simple pression du globe de l'œil par l paupières contractées, et en l'absence de l'excitant natur de la rétine, il faut avouer qu'on ne connaît pas assez nature intime de cet excitant pour pouvoir affirmer que l fantômes lumineux, décrits par M. Serres d'Uzès ne soient pas le résultat d'une imprégnation comparable, par exemple, à celle de l'électricité dans les corps électrisés.

N'admettant pas les prémices, nous ne pourrions admettre les conclusions de M. le docteur Pidoux. Néanmoins, il faut les étudier ici.

Leur action pathogénétique, se range, d'après M. Pidoux, sous quatre chefs. Elles produisent : 1° le catharre Eau-Bonnais ; 2° le passage à l'état aigu ; 3° l'hémoptysie ; 4° ou l'excitation de l'élément arthritique. Ce dernier fait, paraît être à M. Pidoux d'une grande importance ; et il annonce que la phthisie est curable quand elle se mêle à une maladie antagoniste, dont les manifestations mises en jeu par un agent thérapeutique font contre-poids à l'affection principale. A ce sujet, le savant inspecteur rappelle que l'emphysème, phénomème arthritique, retarde ou diminue les manifestations des tubercules.

Telles sont les opinions consignées dans les brochures de M. Pidoux, et dont je n'ai conservé que l'expression générale, n'ayant pu les lire qu'à la hâte. Je crois cependant être resté fidèlement dans le sens de la doctrine.

J'ai déjà combattu la théorie de catarrhes et celle du passage de l'affection à l'état aigu sous l'influence des eaux; j'ai fait voir que les faits sont en contradiction avec les assertions des auteurs. Je n'y reviendrai donc pas Je m'en prendrai seulement à la doctrine plus haut formulée que l'agent sulfureux fait revivre les éléments de la maladie arthritique qui se mêlent à la phthisie. M. Pidoux se contente d'affirmer, il ne prouve pas.

Si la théorie est vraie, nous devrons voir se développer, pendant l'administration des eaux, des maladies arthritiques. Or, les douleurs musculaires ou articulaires comptent ici en première ligne.

J'ai vu, en effet, aux Eaux-Bonnes, les malades qui se plaignaient du réveil inattendu de rhumathismes qu'ils avaient déjà ressentis. Ces affections apparaissaient souvent à certaines époques ; les malades n'avaient noté aucune relation entre leur maladie de poitrine et l'affection rhumatismale. Néanmoins, le fait de l'apparition de ces affections semblerait justifier la théorie. Mais si l'on réfléchit qu'en donnant les eaux dans l'espoir de coordonner des éléments diffus d'arthritisme, M. Pidoux a pour but de produire une maladie artificielle qui fasse contre-poids aux tubercules. Ne faut-il pas que l'affection provoquée présente les conditions de durée et d'intensité qui expliquent son mode d'action ? Or, les phénomènes arthritiques se réduisant le plus souvent à une douleur dont le malade a pour ainsi dire l'habitude de souffrir, qui n'empêche ni la marche ni l'exercice en plein air, qui n'a aucun retentissement sur l'organisme ni sur la sécrétion urinaire si sensible en pareil cas, une douleur enfin qui ne fait pour ainsi dire qu'apparaître et disparaître, qui dure trois ou quatre jours à peine pour garder ensuite le silence le plus complet, je le demande, quelle influence révulsive, dérivative ou autre, quelle puissance peut-on attribuer à une influence aussi passagère quand il s'agit d'un mal qui a si puissamment étreint l'organisme ?

J'ai supposé le cas où des douleurs qui ont un semblant d'origine arthritique se montrent sous l'influence des eaux, mais encore ici font-ils forcément reconnaître la relation de cause à effet ? N'ai-je pas dit que les variations de température sont très brusques aux Eaux-Bonnes, que les brouillards y sont fréquents et que ce sont là autant de causes efficientes de douleurs rhumatismales, surtout chez des personnes qui en ont déjà souffert.

Mais, outre ces derniers malades, il en est un grand nombre d'autres qui n'éprouvent jamais aucune de ces douleurs, et qui pourtant retirent de prompts et heureux avantages de l'absorption de l'eau. Chez ceux-ci qui n'ont eu à souffrir ni catarrhe, ni passage de la maladie à l'état aigu (fonte tuberculeuse), ni hémoptysie, ni manifestations arthritiques, comment dont se fait l'amélioration ? Dira-t-on que le réveil de l'arthritisme existe quoique insensible ? Qu'il n'est même pas nécessaire que ses manifestations substitutives soient apparentes ou douloureuses, et nous citera-t-on le fait du mercure qui peut guérir la syphilis sans donner lieu à la salivation et aux phénomènes désignés sous le titre d'action physiologique? Sans même qu'aucun acte organique puisse faire soupçonner son absorption ? Je répondrai qu'il n'y a rien à conclure de ce fait. car dans ce cas, on ne reconnaît l'existence des effets insensibles du mercure, que parce qu'on est sûr de son introduction dans les organes; d'ailleurs les effets sensibles auraient paru, sans doute, si on avait administré des doses plus élevées. Mais si l'arthritisme reste muet sous l'influence des eaux, où qu'il ne s'annonce pas par des phénomènes morbides, il n'y a aucune raison pour admettre qu'il ait été mis en jeu.

La théorie n'est pas générale, puisqu'elle ne comprend pas tous les cas. Les faits d'ailleurs ne me paraissent pas être en sa faveur. Je ne crois donc pas devoir lui donner mon adhésion.

---

t-on que le réveil de l'arthritisme est quelquefois insensible ? qu'il n'est même pas nécessaire que ses manifestations constitutives soient apparentes ou douloureuses, et nous citera-t-on le fait du mercure qui peut guérir la syphilis sans donner lieu à la salivation et aux phénomènes désignés sous le titre d'action physiologique? Sans même qu'aucun acte organique puisse faire soupçonner son absorption ? Je répondrai qu'il n'y a rien à conclure de ce fait, car dans ce cas, on ne reconnaît l'existence des effets insensibles du mercure, que parce qu'on est sûr de son introduction dans les organes ; d'ailleurs les effets sensibles auraient paru, sans doute, si on avait administré des doses plus élevées. Mais si l'arthritisme reste caché sous l'influence des causes, et qu'il ne s'annonce pas par des phénomènes morbides, il n'y a aucune raison pour admettre qu'il ait été mis en jeu.

La théorie n'est pas générale, puisqu'elle ne comprend pas tous les cas. Les faits d'ailleurs ne me paraissent pas être en sa faveur. Je ne crois donc pas devoir lui donner mon adhésion.

TROISIÈME PARTIE

NOUVELLE THÉORIE

DE L'ACTION DES EAUX

Après avoir posé nos principes généraux, avoir montré que les eaux, ajoutant leur puissante influence à celle d'un air pur, d'un climat heureux, et d'un exercice obligatoire du corps entier, concentrent leur action sur le grand sympathique, qu'elles excitent à la manière du courant galvanique, ainsi que les nerfs vaso-moteurs, et le mouvement nutritif de toutes les parties de l'organisme, il nous est facile de tirer nos conclusions, et de montrer sous un jour très clair, et d'une manière simple, le procédé curatif employé par ce médicament naturel. Mais avant d'entrer dans le détail des faits, il faut que nous jetions un coup d'œil rapide sur quelques-unes des particularités morbides qu'elles sont appelées à modifier, afin d'aller du simple au composé, de ce qu'on voit à ce qu'on ne voit pas, je m'occuperai d'abord de l'angine granulée. J'esquisserai à grands traits les caractères de la maladie, je ferai voir les modifications que font subir les eaux aux lésions des follicules pharyngiens, et de là j'induirai avec quelque probabilité, le genre d'influence exercé par la médication thermale, sur les altérations du poumon.

DE L'ANGINE GRANULÉE

Cette affection a été décrite pour la première fois en France, par M. Chomel, qui la considéra comme une dépendance de l'herpétisme, chez les uns et comme le résultat de la forme ogivale de la voûte palatine et de l'étroitesse des fosses nasales chez les autres. Cette disposition anatomique oblige ceux chez qui elle existe, à dormir la bouche ouverte, circonstance qui met le pharynx dans les plus mauvaises conditions de santé.

Depuis Chomel, les travaux se sont multipliés, et l'angine granulée, dont il avait été question précédemment en Amérique, est sortie du néant pour occuper par la fréquense le premier rang dans les affections chroniques.

Dans l'état actuel de la science, on la rattache d'une

manière définitive à l'herpétisme, non peut-être sans une exagération qui tient un peu de la mode.

C'est une affection comparable dans sa manière d'être à *l'acné sebacea*, variété de la couperose. S'il est vrai qu'elle se rencontre surtout chez les sujets qui ont déjà ressenti les manifestations de l'herpétisme, il n'est pas moins certain qu'elle est extrêmement fréquente chez les prêtres, les ministres protestants, les avocats, les professeurs, et généralement chez tous ceux qui font de la parole un usage qui touche souvent à l'abus.

Chez ceux des malades qui ne sont pas tributaires de l'herpétisme, l'affection est déterminée par l'action de l'abus de la parole sur l'arrière gorge. Celle-ci se dessèche et devient le siége d'une sensation de picotement qui attire le sang et détermine une première irritation qui, souvent reproduite au même endroit, devient la cause de lésions durables.

Chez ceux qui à cette influence ajoutent celle d'une constitution altérée par l'herpétisme, une élévation de la température extérieure, l'acte de la parole, celui même de la déglutition réveillent des douleurs dans l'organe affecté. Alors commencent les lésions. La circulation se concentre en certains endroits, la rougeur marque les points qui sont le siége d'un surcroît de vie; bientôt la rougeur n'est plus simplement diffuse; des arborisations se montrent sous la muqueuse. Les glandules sont diversement modifiés. Pendant que les uns reçoivent une surabondance de sucs nutritifs qui exagère leur volume, les autres, privés du nécessaire par le voisinage même d'une cause d'irritation qui attire tout à elle, pâlissent, s'étiolent et cessent de fournir le produit qui, bientôt, fait tout à fait défaut à cause de l'insuffisance de la nutrition glandulaire. Le fait capital ici est cette altération de la nutrition qui a pour conséquence une inégale répartition des matériaux nutritifs.

Quand les malades ont longtemps subi cette influence, vous les voyez atteints d'une angine dont le siége est variable, mais dont les lésions sont toujours les mêmes : Hypertrophie ici, atrophie là.

Si nous prenons pour exemple les altérations de la paroi postérieure du pharynx, nous trouverons sur les côtés de la ligne médiane de cette région des glandes mucipares au nombre de trente à quarante qui ont atteint le volume d'un grain de millet ou même celui d'une lentille, qui ont une teinte opaline, qui sont rangées en lignes obliques se rencontrant sur le raphé médiaire. Dans leurs interstices rampent des vaisseaux variqueux. La région a une teinte d'un rouge vineux qui varie, du reste, beaucoup suivant l'époque de l'examen.

Quand aux glandes des parties latérales du pharynx, de l'asthme, et du voile du palais, elles ont conservé leur volume. leur forme et leur couleur normale, sauf quelques exceptions, et lorsque l'affection dure depuis longtemps, elles subissent une atrophie plus ou moins complète, ainsi que le prouvent les élargissements de l'arrière gorge consécutif aux angines granulées que tous les auteurs ont notés.

Cette atrophie explique et la sécheresse de la gorge; et l'expuision de ces crachats nacrés du volume d'un grain de millet que les malades ont tant de peine à rejeter : Elle explique aussi pourquoi l'élévation de la température l'exercice de la parole ou les mouvements de la déglutition augmentent la sensation de picotement qui oblige les malades à *hemmer*, d'après l'expression de M. G. de Mussy.

Ces diverses influences nécessitent l'emploi d'une plus grande quantité de sécrétion, et les glandes appauvries ne peuvent suffire à cette dépense,

D'après ce qui précède. si l'on admet les faits précédemment émis, et, si comme nous, on considère l'ardeur et la sécheresse du pharynx comme une preuve de l'appauvrissement de sa nutrition, et l'hypertrophie d'un certain nombre de glandules comme le résultat d'une irritation locale d'origine herpétique ou simplement accidentelle.

qui a produit l'atrophie de la couche glandulaire sous-muqueuse, l'indication à remplir pour arriver à une guérison prompte est claire et formelle : Il faut régulariser la nutrition, en dispensant d'une manière uniforme les sucs nutritifs.

Or, si l'on se rappelle ce que j'ai dit plus haut de l'influence des Eaux-Bonnes, sur l'économie humaine, on voit qu'il est facile de remplir cette indication.

J'ai dit, en effet, au chapitre des actions physiologiques de l'eau minérale. que loin de concentrer ses effets sur l'appareil pulmonaire, loin même d'agir sur lui en vertu d'une sélection dont nous avons démontré la non existence, elle s'adresse particulièrement au grand sympathique, excite les cordons de celui-ci, et par leur intermédiaire les nerfs vaso-moteurs de l'organisme entier. J'ai fait voir enfin qu'à cause de sa manière d'agir, l'eau minérale mérite le nom de *régulateur de la circulation*, et j'en ai donné la preuve en faisant voir que tous les appareils organiques sont excités par elle.

Les Eaux-Bonnes guérissent l'angine granulée quelle que soit la cause de son développement par un procédé que l'on doit déjà entrevoir : Au stimulus local produit par l'herpétisme ou toute autre cause, elle oppose une stimulation générale dans la circulation du pharynx.

Cet organe, dont la couche glanduleuse était privée depuis longtemps des sucs nutritifs suffisants, redevient le siége d'actes vitaux d'autant plus énergiques, que la cause qui les produit est pour ainsi dire au service de celui qui en a besoin. — La quantité des sucs nutritifs qui abordent la région malade ne peut pas augmenter sensiblement vu le calibre invariable des vaisseaux qui le parcourent; si toute la région est stimulée et reçoit la quantité de sang qui lui est nécessaire, les glandes hypertrophiées ne pourront suffire à l'excès de dépense qu'elles font chaque jour, et la nutrition de la gorge se trouvera par ce fait même équilibrée.

Aussi voit-on habituellement la teinte rouge violacée céder la place à une coloration moins foncée; les teintes locales devenir moins tranchées qu'elles ne l'étaient précédemment; le pharynx est rouge, mais uniformément; les varicosités si apparentes des vaisseaux se montrent moins nettement depuis que l'excitation des nerfs vaso-moteurs a rendu à leurs parois le ressort qui leur manquait. Et si, enfin, on ne peut pas en une seule saison constater la guérison complète des follicules, la teinte générale uniforme du pharynx, le ressort rendu aux parois vasculaires impriment à l'économie l'élan qui est le commencement du mieux.

Telle est cette action locale si simple et dont personne n'a parlé jusqu'ici, bien que le phénomène ait été entrevu et même décrit sous le nom d'*angine sulfureuse* par Andrieu et par M. E. Cazenave. Mais au lieu de lésions inflammatoires, il faut n'y voir qu'un équilibration de couleur et surtout de circulation, ainsi que je l'ai dit. Si l'on trouvait précédemment une rougeur variqueuse en certaines parties de l'organe, elle était rendue encore plus apparente par la pâleur des régions voisines. En restituant à celles-ci leur circulation et leur coloration normales en remplissant leurs vaisseaux de ce liquide nourricier qu'ils recevaient en si petites quantités, et qui abonde maintenant en eux vous n'avez pas développé un état inflammatoire, mais excité le retour d'un état physiologique dont la cessation était une partie de la maladie.

Si le réseau vasculaire sous-muqueux paraît si fortement injecté, qu'on peut presque en compter les mailles, c'est dans l'activité de cette circulation rappelée qu'il en faut chercher la raison.

Quant à objecter que c'est bien là un état inflammatoire, personne ne le saurait, à moins d'être tous les jours contredit par les faits; car l'inflammation s'accompagne d'un cortége de symptômes qui manque tout à fait dans ces cas.

Cette activité nouvelle imprimée à la circulation du pharynx tout entier exerce sur les follicules une action curative qui appartient par son essence à la diversion en général, et qui, si nous employons les termes consacrés, méritera de porter le nom de dérivation.

Elle agira justement comme la cautérisation d'un œil malade ou d'une gorge enflammée, comme un synapisme appliqué aux extrémités, etc. C'est une action stimulante physiologique qui détourne le sang des organes malades, par ce seul fait qu'il assure la libre circulation de ce fluide dans les vaisseaux des parties voisines.

Cette action dérivative locale se fait puissamment sentir à la maladie; mais elle est lente, et doit être longtemps continuée, afin que la réaction ne vienne pas causer une exacerbation dont les exemples ne sont pas rares. Il faut que la circulation pharyngienne ait eu le temps de se rétablir pour que la stimulation dérivative se maintienne; dans les cas contraires, la soustraction prématurée de l'excitant rend promptement le dessus au stimulus morbide, et ce mal récidive avec d'autant plus de facilité. Il est donc essentiel que les médecins tiennent en garde leurs malades, contre ces saisons de vingt-un jours, que l'on croit aptes à produire dans la constitution, le changement radical qu'on sollicite. Pour détruire une habitude morbide, lentement et sûrement établie, suffit-il d'une médication de quelques jours, si souvent conduite sans aucune règle ?

Ce n'est pas seulement en rétablissant la circulation du pharynx, en empêchant l'atrophie de sa couche glandulaire, en restituant à ses vaisseaux le ressort qui leur manquait, et enfin en produisant une dérivation salutaire qui arrête le développement des granules hypertrophiés, ce n'est pas seulement par cette influence purement locale, que l'eau minérale assure ses effets. En lui désignant pour théâtre d'action les plexus du grand sympathique, j'ai établi qu'elle excite la circulation dans tous les systèmes de la vie organique, qu'elle modifie et régularise la nutrition générale, les sécrétions et les absorptions, et qu'elle ramène la vie du malade le plus près possible du type normal. D'où il résulte encore, mais ceci est une pure hypothèse, une action sur la cause qui a produit la maladie, et en tous cas, une heureuse modification de l'organisme qu'elle fortifie manifestement.

Pour activer la guérison de l'angine, on emploie des douches, des gargarismes d'eau sulfureuse, mais je suis convaincu qu'il suffirait de la prendre en boisson pour atteindre le but.

La théorie que je propose est basée sur l'observation des faits ; et tous les médecins auront l'occasion de lui donner leur adhésion, mais il ne faut pas oublier que certains tempéraments sont réfractaires à l'influence hydrominérale et ceux-ci ne pourront être le sujet d'une objection, attendu qu'il doivent être mis hors de cause. Il en est d'autres qui, loin de ressentir des effets dans les premiers jours, arrivent souvent à la fin de leur saison avant d'avoir rien éprouvé. Les influences locales manquent toujours chez ceux-ci, mais l'influence stimulante sur la nutrition générale se maintient ou même s'établit à titre de réaction quand les malades sont revenus chez eux; deux, trois, quatre mois après leur retour. S'ils avaient prolongé leur séjour, l'effet local n'aurait pas manqué, car l'eau minérale agit de proche en proche sur tous les appareils par une stimulation progressive qui ne s'établit pas d'emblée chez les personnes à réaction prompte et qui doit mettre à plus forte raison plus de temps à se développer chez ceux à réaction lente.

C'est une nouvelle preuve en faveur des longs traitements qui sont toujours utiles, souvent indispensables, jamais nuisibles, à moins de dispositions individuelles, qui manquent presque toujours.

Le fait qui suit vient à l'appui des opinions que j'ai émises dans les pages précédentes.

ANGINE GRANULÉE ANCIENNE

AMÉLIORATION CONSIDÉRABLE

M. D..., âgé de trente ans, d'un tempéramment bilieux et nerveux, d'une constitution forte, a conservé l'appétit, les forces générales. Il est quelquefois atteint de gastralgie très passagère.

Il a eu, il y a cinq ans, une hémoptysie abondante, mais elle ne s'est jamais reproduite.

A son arrivée aux Eaux-Bonnes, le 3 juillet 1864, je l'examine avec soin et je trouve:

1° Dans la poitrine : une motité relative et un affaiblissement du murmure respiratoire dans la fosse sous-épineuse droite et dans l'aisselle du même côté. Il n'y a en aucun endroit de respiration puérile, ni d'expiration prolongée.

2° Dans la gorge : le pharynx est d'une couleur vineuse renforcée en certains endroits par la couleur plus vive de varicosité très apparente.

Sur la paroi postérieure de cet organe, des follicules très développés, quelques-uns de la grosseur d'une lentille hérissant la surface de la muqueuse. Ils sont rangés sur des lignes obliques de bas en haut et de dehors en dedans qui convergent vers le raphé-médio.

Le malade tousse souvent Il fait entendre le hem caractéristique. Les mucosités qu'il expectore sont du volume d'un petit pois, et leur consistance est très visqueuse ; Elles sont opaques et nacrées.

Il a commencé à boire les eaux à la dose très-faible de quatre cuillerées. Le troisième jour, il prend quatre quarts de verres.

Il ressent un peu de picotement, au sommet des deux poumons de la chaleur thoracique, un peu d'insomnie. — de la constipation, quelques battements de cœur, et une grande dépression de forces. Souvent aussi i se plaint de cuissons légères à l'anus. Ces divers symptômes se développent successivement en l'espace de quinze jours.

Le 20 juillet, la respiration du côté droit s'entend beaucoup mieux. Dans la fosse sous-épineuse où le murmure vésiculaire était affaibli, existent quelques râles sous-crépitants et qui ont disparu complètement deux jours plus tard. Et dès lors, la respiration est égale des deux côtés.

Le 26, moiteur aux extrêmités. — Santé générale très bonne.

La rougeur du pharynx n'a plus la teinte vineuse qu'elle présentait les premiers jours. La teinte générale est uniformément d'un rouge tendre. Les varicosités sont moins prononçées.

Il y a un peu d'ardeur pharyngienne chaque fois que la température extérieure est élevée. — Il y a aussi alors de la sécheresse de la muqueuse.

Au trente-cinquième jour du traitement, il n'y a pas d'autre phénomène apparent. Néanmoins, l'*amendement* continue insensiblement et se traduit par une uniformité de la teinte générale du pharynx et par une indolence inaccoutumée de cet organe. Les follicules ne sont certes pas revenus à leur volume normal, mais ils ne présentent pas cette exubérance que je notai dès les premiers jours.

A son arrivée chez lui, M. D. va voir son médecin. Je l'avais prié de ne pas lui dire que j'avais constaté un mieux ni quel était ce mieux. Huit jours après, il m'écrivit : « Mon médecin m'a dit que les follicules ont sensiblement diminué de volume, que la rougeur du pharynx est plus uniforme et que les varicosités paraissent à peine ; il me trouve beaucoup mieux qu'avant mon départ. »

Dans cette observation, il s'agit de résultats thérapeutiques : Je n'en ai pas grossi l'importance. Je les ai décrit tels qu'ils se sont présentés, et si je me suis servi de l'expression vague de *mieux* et d'*amélioré*, c'est parce que je ne pus constater une guérison complète qui n'existait pas au départ de mon malade. Je trouvai seulement dans la diminution de volume des follicules pharyngiens, et dans l'uniformité progressive de la teinte générale de cet organe, la preuve de l'amélioration progressive, que la régularisation de la circulation avait produite.

Je dois ajouter que dans le courant du mois de mars dernier (1865) M. D.... m'a encore écrit. Il m'annonce que le mieux a continué pendant tout l'hiver; que les follicules pharyngiens n'ont pas augmenté de volume depuis son départ des eaux : que, d'ailleurs il s'attend à souffrir un peu plus à l'arrivée des chaleurs : Enfin, qu'il viendra cette année reprendre son traitement. Un fait significatif en faveur de l'action des eaux est le suivant : M. D... avait été traité l'année précédente aux eaux de Pierrefonds, qui ne lui avaient fait aucun bien. Sa famille l'avait engagé alors à renoncer à tout traitement thermal; et il avait insisté pour venir aux Eaux-Bonnes sans avoir beaucoup d'espoir de guérison. — Les résultats qu'il a obtenus dans cette station ont converti sa famille, qui le presse de partir dès l'ouverture de la saison.

Le fait suivant est un exemple de ce qu'on a appelé l'angine sulfureuse.

M. B... souffre depuis six mois de la gorge, sa profession l'oblige à de grands efforts de la parole. — Il a eu jusqu'à ce jour une bonne santé; il ne se souvient pas d'avoir eu aucune maladie.

A son arrivée aux Eaux, je constate une hypertrophie commençante des follicules de la paroi postérieure du pharynx, accompagnée de rougeur inégalement répartie de la région malade, un mucus aéré et spumeux est étendu en couche uniforme sur toute la surface de la paroi postérieure.

Il boit le premier jour quatre-quarts de verre, et prend deux douches pulvérisées.

Le quatrième jour, il prend quatre demi-verres. Le sixième jour, il en prend trois verres en quatre fois. Le huitième jour, il vient me voir, j'examine sa gorge : Elle est d'une couleur rouge générale et parfaitement uniforme. Sous la muqueuse, on voit se dessiner les mailles du réseau vasculaire uniformément distendu par le sang. On dirait qu'une injection artificielle a été faite. Cette injection persiste pendant quatre ou cinq jours, et, après ce temps, les mailles du réseau vasculaire cessent d'être apparentes. Ici l'excitation avait distendu les parois des vaisseaux dont le ressort, diminué par une inaction relative, ne réagissait pas suffisamment contre l'ondée sanguine.

L'ardeur à la gorge qui était le résultat constant de la déglutition et de l'exercice de la parole est beaucoup moins prononcée. Le mieux se prononce de jour en jour. Il part non guéri, mais en très-bonne voie de guérison.

Dans ce cas remarquable, la généralisation de la circulation pharyngienne a été constatée de la manière la plus évidente. Le phénomène a duré assez longtemps pour que je n'aie pu en méconnaître la signification.

Inutile d'ajouter, après ce que j'ai dit plus haut, que cette injection pharyngienne si intense ne s'accompagnait, ni de chaleur, ni de tuméfaction, ni de fièvre, ni de perte de l'appétit, qui était au contraire très-énergique, la céphalalgie manquait aussi. Il n'y avait donc pas inflammation, et le nom d'angine ne saurait être appliqué à cet état physiologique *artificiel*, qui ne s'accompagnait pour tout cortége symptomatique que d'une sensation de plénitude de l'arrière gorge.

M. B. était, du reste, d'un tempérament très-excitable,

ce qui explique et la rapidité et l'intensité de l'influence thermale.

INFLUENCE DES EAUX-BONNES

sur la phthisie pulmonaire.

Il est incontestable que l'usage des Eaux-Bonnes est favorable aux tuberculeux.

Il suffit du plus léger examen pour s'en convaincre, et pour s'assurer en même temps que l'amélioration qui en est la conséquence, n'est pas seulement due au rétablissement des forces générales; mais aussi à un changement très appréciable, survenu dans l'état du poumon.

Cependant, on ne saurait dire, ni même laisser supposer

que cette amélioration soit le résultat d'une influence curative sur le tubercule.

Le tubercule une fois sécrété ne peut disparaître sans être éliminé par la suppuration ; mais la suppuration suppose une caverne consécutive ; aussi la plupart des médecins font-ils tous leurs efforts pour ne pas hâter le ramollissement du produit morbide.

Je sais bien que M. Pidoux suppose chez certains malades une fonte tuberculeuse limitée, toutes les fois qu'une expectoration de crachats épais suit de près le développement d'une douleur thoracique inusitée ; je crois même que c'est là un des principaux points d'appui de la théorie du savant inspecteur des Eaux-Bonnes.

Mais il s'agit ici d'une doctrine si opposée à toutes les doctrines précédemment émises, et que M. Pidoux me permette d'ajouter, si contraire aux faits observés jusqu'ici, qu'il est un grand nombre d'observations nouvelles, pour rendre classique la théorie, et je le déclare bien sincèrement, dans l'état actuel de mes idées, il me paraît impossible que je puisse jamais chercher à atteindre un pareil résultat.

Il y a quelques années, un jeune et savant médecin des hôpitaux de Paris émit l'idée que le tubercule peut être résorbé. Il cita à l'appui de son opinion le fait de la résorption sans suppuration de la matière tuberculeuse déposée dans les ganglions engorgés des scrofuleux. Mais je répondrai à M. Hérard, que si l'examen direct a prouvé la présence du tubercule, dans ceux de ces ganglions qui ont suppuré, rien ne prouve que ce produit existe dans les ganglions qui reprennent soit spontanément, soit après un traitement approprié, leur volume primitif. Peut-être même est-ce l'absence de matière tuberculeuse qui permet la guérison sans suppuration.

Ce procédé curatif du tubercule, si son existence était démontrée, et s'il était possible de l'appliquer artificiellement à la guérison de la phthisie rendrait incontestablement d'immenses services, puisqu'il permettrait la détersion complète de l'organe et lui laisserait toute la souplesse qui est si indispensable au libre jeu de ses fonctions, et il serait applicable à ces cas même de véritable phthisie où le tubercule est répandu dans toute l'étendue du poumon.

Il n'en serait pas de même de la guérison qu'on solliciterait par l'intermédiaire de la fonte tuberculeuse; car, je le demande, que serait un poumon criblé de cicatrices rétractiles? Pourrait-il servir utilement à l'Hématose? Je ne le pense pas, ou plutôt, je puis affirmer le contraire. La fonte tuberculeuse et la formation d'une caverne, qui après s'être détergée se cicatriserait, ou présenterait le mode d'oblitération connu sous le nom de transformation crétacée, pourrait à peine être efficace dans ces cas heureux, où il n'existe qu'un seul noyau tuberculeux plus ou moins gros.

Cependant, nous l'avons dit en commençant ce chapitre : Les malades tuberculeux se trouvent soulagés par l'usage de l'eau minérale sulfureuse, et ce soulagement n'est pas seulement le résultat de l'amélioration de la santé générale, puisque celle-ci coïncide toujours avec un certain amendement des signes locaux.

Analyser les signes de l'amélioration générale et ceux des modifications sensibles à l'oreille qui se sont opérées au sein de l'organe malade, telle doit être la marche à suivre pour arriver à la détermination réelle de l'influence thermale sur l'affection tuberculeuse.

Les observations de tous les auteurs qui ont écrit sur la matière mettent en relief le fait déjà si remarquable de la profondeur d'action des Eaux-Bonnes qui, excitant les organes digestifs et circulatoires dans tout leur parcours, rétablissent la calorification et les fonctions plastiques, et leur rendent une énergie qu'elles avaient depuis longtemps perdu. Ce n'est pas seulement, qu'on le sache bien, en excitant l'appétit qu'elles impriment à l'organisme comme une vie nouvelle; mais aussi en établissant une sorte d'équilibre normal entre les absorptions et les pertes. Elles ont une influence non contestable sur la calorification dont le maintien rigoureux est si utile à l'intégrité des actes vitaux, et je trouve une preuve manifeste de leur action régulatrice générale dans le fait de la diminution des sueurs nocturnes que chaque médecin a vérifié, sans doute, et que j'ai constaté plusieurs fois de la manière la plus formelle.

Dans tout ce qui précède, nous trouvons la constatation de l'influence des eaux, sur la nutrition générale, sur les absorptions et les sécrétions, et quelques auteurs sérieux se sont demandés maintes fois, si ce n'est pas à cela seul qu'on doit attribuer l'efficacité du traitement thermal.

Assurément cette condition doit être comptée à sa juste valeur. Elle suffit pour faire comprendre l'augmentation des forces et de l'embonpoint, peut-être même une influence curatrice sur l'arrêt de développement de nouveaux tubercules. Mais elle laisse inexpliqué le phénomène local dont la preuve est fournie par l'auscultation.

L'auscultation en effet nous révèle l'existence d'une amélioration, que l'on peut quelquefois étudier pendant la saison même, mais que l'on commence à constater au moment où les malades quittent les eaux.

Sans que jamais l'expectoration ait augmenté ou diminué d'une manière sensible; sans même que le malade ait éprouvé aucun de ces effets dont l'ensemble a été appelé *fièvre thermale*, on voit un amendement des signes locaux suivre de très près les modifications observées dans la santé générale.

Ces changements sont-ils bien appréciables ? Est-il bien facile de les exprimer clairement ? Oui sans doute.

Ils sont de deux ordres : les uns, anatomiques, les autres physiologiques.

Les signes anatomiques sont : 1° une perméabilité plus grande du tissu pulmonaire, révélée par un murmure vésiculaire plus souple et plus distinct, dans les parties malades. 2° la diminution du nombre des râles qui voilaient ce souffle dans les mêmes régions. Il semble même en certains cas, que les bruits morbides se soient transformés que, par exemple, les râles humides aient diminué de nombre, comme si la lésion locale avait un peu rétrogradé. Mais, je dois le dire, ce dernier fait me laisse encore des doutes, bien que j'aie observé maintes fois des poumons qui acquéraient chaque jour une souplesse et une perméabilité plus grandes.

Les signes physiologiques de l'amélioration locale, ne sont pas moins appréciables. — La dyspnée diminue ou disparaît après quelques jours de traitement, et l'on voit des malades incapables les premiers jours de faire quelques pas sans être essoufflés, arriver par un exercice progressif à pouvoir monter aux étages les plus élevés sans éprouver plus de fatigue que s'ils étaient exempts de toute lésion pulmonaire.

Quelle est donc en définitive la modification anatomique qu'a subi le poumon?

La réponse est facile.

Reportons-nous aux heureux effets que nous avons pu constater à l'œil dans le pharynx, et nous aurons bien vite trouvé la clé du phénomène.

Nous avons vu que les Eaux-Bonnes généralisent dans la gorge, la stimulation et la circulation et que cette stimulation générale de l'organe vient promptement à bout de l'irritation locale péri-glandulaire.

Dans le poumon, il se passe un fait analogue.

L'irritation péri-tuberculeuse est combattue par la stimulation de la circulation générale de l'organe, d'où il résulte une dérivation, qui arrête et peut même faire rétrograder ses congestions, fait déjà considérable dont l'influence est encore augmentée par l'excitation de toutes les fonctions organiques, qui ont pour effet une diversion d'autant plus puissante que le poumon est tout à fait au centre de l'organisme, et que l'excitation de la circulation capillaire générale a forcément pour effet d'empêcher le sang d'y affluer.

Cette dérivation exerce une influence analogue à celle qui succède à l'établissement ou au rétablissement du flux hémorrhoïdal; à celle encore qui est consécutive au développement des abcès de la marge de l'anus. Or, tout le monde sait le retard que ces deux affections font momentanément subir à la marche de la phthisie pulmonaire, en diminuant les congestions du poumon, et en empêchant la formation de ces sécrétions abondantes qui gênent tant la respiration.

Les Individus atteints d'affection pulmonaire grave ont des quintes de toux plus violentes pendant le séjour au lit, la position couchée favorisant l'afflux du sang et sa stagnation dans les organes malades.

L'afflux du sang en trop grande abondance dans les parties irritées par la présence du tubercule est donc un fait fâcheux, que la puissante dérivation opposée par l'eau minérale de Bonnes, modifie heureusement, comme le ferait l'affection hémorrhoïdale et les abcès de la marge de l'anus.

Donc par la stimulation qu'elle imprime à la circulation générale, et à la circulation pulmonaire elle-même, l'eau minérale fait cesser les congestions du poumon, et produit un résultat heureux qu'elle calque sur les procédés de la nature elle-même.

La phthisie, en se concentrant dans le poumon, en y déterminant des congestions locales, nuit à sa circulation et à sa nutrition propre.

L'Eau-Bonne, en agissant comme un régulateur de ces deux dernières par l'intermédiaire des plexus pulmonaires, rend aux divisions des artères et des veines bronchiques le ressort qui leur manquait. Le liquide nourricier circule dans leurs divisions les plus ténues avec une activité depuis long-temps supprimée. Les réseaux bronchiques empruntent à cette circulation plus vive la propriété de se contracter plus librement. L'organe mieux nourri fonctionne plus énergiquement, et l'air atmosphérique parcourt plus librement ses canaux les plus étroits pendant que, sous l'influence de la même cause, le sang poussé plus vigoureusement par le cœur et l'artère pulmonaire s'étend lui-même jusqu'aux plus fins réseaux. Le contact du sang et de l'air, se faisant d'une manière plus intime, l'hématose est plus facile et plus complète.

Comme on le voit, l'influence de l'Eau-Bonne sur le poumon est analogue à celle que nous avons trouvée dans la gorge. C'est une influence régulatrice qui se fait par l'intermédiaire d'une stimulation générale et continue de la circulation tout entière. Cette action est d'autant plus puissante, qu'elle se fait sentir sur un organe tout à fait central, principalement en empêchant les congestions dont il peut être le siége.

L'existence d'ulcérations bronchiques non tuberculeuses se joint souvent à la phthisie, dont M. Louis les a considérées comme un effet mécanique. Les sécrétions pathologiques dont elles sont le siége peuvent donner lieu à la formation de râles humides. L'Eau-Bonne, qui a une influence si prompte peut amener la détersion et la cicatrisation de ces ulcérations simples. Cet effet peut se joindre à la plus libre circulation de l'air et du sang dans le poumon pour laisser entendre plus distinct le murmure vésiculaire jusqu'alors voilé par les bruits morbides.

Hypothèse pure et simple qui pourrait bien n'être pas sans valeur.

Tel est dans sa simplicité le phénomène que je m'étais proposé d'étudier. J'ai fait à l'eau minérale une belle part d'éloges; et à ceux qui me reprocheront d'en avoir été ou trop avare ou trop généreux, je répondrai : Observez, et vous serez d'accord avec moi.

Nécessité d'établir parallèlement au traitement thermal

L'USAGE DE LA GYMNASTIQUE PULMONAIRE

Dans cette étude, je n'ai pas séparé les effets des eaux de ceux du climat, ni de ceux des exercices musculaires et pulmonaires auxquels les malades sont forcément soumis.

L'isolement de ces influences diverses serait très-difficile à faire, et pour ma part, je ne vois pas par quelle méthode on pourrait y arriver.

Néanmoins, il est avéré que l'eau prise à la source jouit d'une grande efficacité, tandis que transportée chez les malades, elle a des effets à peine sensibles.

Je crois que la gymnastique pulmonaire ne peut qu'être favorable dans la phthisie, où l'invasion graduelle du tubercule détermine une atrophie de l'organe, et par suite son dépérissement. Rendre aux lobules menacés l'énergie de leurs fonctions, n'est-ce pas les préserver pour longtemps encore ?

Ne pourrait-on pas instituer parallèlement au traitement thermal, un exercice méthodique et graduel de l'appareil pulmonaire, qui pourrait être continué loin de la station thermale, et soutenir l'élan imprimé par les eaux?

La physiologie moderne a démontré que dans les mouvements généralisés, les produits de combustion sont versés dans le sang, où ils subissent une métamorphose plus avancée pour être portés dans les voies d'excrétion. Les produits de l'expiration et ceux de la sécrétion urinaire sont augmentés et parallèlement à eux, le mouvement nutritif.

N'y a-t-il pas là une voie nouvelle, féconde en utiles applications dans le traitement de la grande maladie qui moissonne à elle seule le quart des générations humaines? — L'expérience seule pourra résoudre cette grande question, que pour le moment je dois me contenter de poser.

La première des observations qui suivent ne se rapporte pas à la phthisie, mais à une affection qui l'a simulée jusqu'au dernier moment du traitement thermal. Je la cite comme une preuve de l'action décentralisatrice des eaux.

Mme B. âgée de trente-neuf ans, d'un tempérament lymphatique, d'une taille élevée, d'une constitution assez forte, a toujours été mal réglée.

Depuis deux ans environ, elle a eu fréquemment des bronchites graves, dans l'intervalle desquelles la santé était toujours défectueuse. Le médecin qui lui donne ses soins la croyait tuberculeuse.

J'ai vu la malade pour la première fois au mois d'avril 1864.

A cette époque, elle était atteinte d'une hémoptysie embarrassante. Le sang était excrété à chaque effort de toux. Il n'arrivait jamais pur, sa couleur n'était pas d'un rouge rutilant. Elle était d'un rouge obscur, — des mucosités et des glaires abondantes étaient mêlées au liquide sanguin.

L'auscultation pratiquée ce même jour révéla l'existence de craquements secs dans les deux tiers supérieurs des deux poumons. La base de ces organes paraissait libre. Il n'y avait ni motité, ni déformation thoracique.

L'appétit était supprimé, les forces abattues, la fièvre forte, les sueurs nocturnes constantes.

La maladie avait débuté au moment de l'éruption menstruelle, qui se fit cette fois d'une manière très incomplète.

Une révulsion énergique fut pratiquée sur les extrémités et sur le thorax même. Le traitement se borna à ces soins.

Au bout de quelques jours la malade put se lever et reprendre en partie ses occupations ; mais les râles existaient toujours aussi nombreux au sommet des deux poumons.

Trois semaines après son rétablissement, la malade se trouvant dans les mêmes conditions, vit se dérouler de nouveau la série des symptômes qu'elle avait précédemment ressentis. — Elle me dit qu'il en était toujours ainsi chaque année, au printemps et pendant le premier mois de l'été. Le même traitement réussit en peu de jours.

En 1863, la malade avait été aux bains d'Arcachon. Elle y trouva une amélioration passagère; mais à la fin de l'automne, elle avait recommencé à souffrir.

Je lui conseillai les Eaux-Bonnes. Elle y vint pendant le mois de juin et le commencement de juillet 1864.

A cette époque, la santé générale était faible. Les poumons présentaient des râles dans leurs trois quarts supérieurs, et je craignais une phthisie, bien qu'un moment j'eusse rapporté l'hémopthysie dont j'avais été témoin à une hémorrhagie complémentaire.

Elle prit les eaux à doses successivement croissantes,

en commençant par quatre quarts de verre en quatre fois.

Le troisième jour du traitement, elle eût une hémoptysie très-légère coïncidant avec le retour de son époque menstruelle. Elle n'éprouva aucun autre effet, ni chaleur thoracique, ni fièvre thermale, etc. Elle vit cesser graduellement la congestion pulmonaire manifestée par la toux et la dyspnée. Ses forces reprirent leur essor. L'appétit, depuis longtemps supprimé, se rétablit avec énergie ; l'excrétion urinaire devint plus facile. La malade quitta les Eaux-Bonnes le 10 juillet.

Je puis ajouter, d'après les renseignements écrits qu'elle m'a fournis :

Que, contrairement aux années précédentes, elle a joui d'une santé parfaite pendant tout l'hiver. Ses règles ont coulé avec leur abondance normale. L'appétit et les forces ont conservé leur énergie. Elle a été atteinte d'une bronchite capillaire à la fin du mois de mars. Elle a même rendu des crachats sanguinolents, mais une seule fois, et son affection a promptement cédé aux vésicatoires thoraciques et aux synapismes des extrémités. Dans cette dernière maladie, le goût des aliments qui se supprimait si promptement autrefois s'est toujours conservé.

Dans ce fait, on trouve la preuve de l'action manifeste que l'excitation thermale de la circulation générale exerce sur la congestion du poumon Quelle que soit la cause de l'accumulation du sang dans la poitrine, l'eau minérale conservera toujours son mode d'action particulier.

OBSERVATION II.

Mme L..., d'un tempérament nerveux, d'une constitution faible est très-amaigrie.

Depuis un grand nombre d'années, elle a de fréquentes hémoptysies; le sang qu'elle expectore est pur, sa couleur est d'un rouge intense. Il n'y a aucun rapport entre ce phénomène et l'éruption menstruelle qui est régulière.

Il y a quatre ans, elle fut atteinte d'une pleuro-pneumonie, avec douleur de côté extrêmement violente. La maladie fut longue, et ne guérit jamais complètement. Elle a toujours toussé depuis cette époque.

Elle vint aux Eaux-Bonnes en 1863, et je pus étudier sur elle l'effet du traitement thermal qui fut des plus heureux.

Elle était à son arrivée, dans l'état suivant :

La malade est très-amaigrie. Elle se plaint d'avoir perdu l'appétit et les forces, elle peut à peine monter l'escalier qui conduit à sa chambre. Pour arriver à la buvette, elle est obligée de s'arrêter plusieurs fois en chemin.

Elle a chaque nuit des sueurs générales, mais plus in tenses sur la poitrine et dans la région dorsale.

Elle tousse très-fréquemment. L'expectoration est fa cile et abondante, les crachats sont épais et contiennei manifestement un peu de suppuration.

Par l'auscultation, je constate au sommet du poumo droit, dans toute l'étendue des fosses sus et sous épineuse: l'expiration prolongée, un râle crépitant à bulles fines très caractérisé, voilant complètement le souffle vésiculair quelques râles sous crépitants disséminés, à gauche resp ration puérile, pas de râles.

Le premier jour du traitement, elle vomit l'eau minéral immédiatement après son ingestion.

Le deuxième jour, elle prit trois-quarts de verre d'ea en trois fois; elle éprouva de la névralgie sus orbitaire, dans la nuit des sueurs générales extrêmement copieuse:

Le troisième jour, les sueurs continuent; aucun phéno mène nouveau.

Le sixième jour, une légère hémoptysie. La malade ha bituée à cracher du sang s'étonnait de ne pas l'avoir fa depuis son arrivée aux Pyrénées; malgré cet accident cette femme qui habite le troisième étage d'une maison commence à monter sans peine les escaliers; elle fait vo lontiers une promenade jusqu'aux cascades.

Le huitième jour, l'appétit a reparu ; les forces reviennent. Elle éprouve quelques battements du cœur, et par moment un peu de chaleur thoracique.

Le quinzième jour, le mieux est décidément établi. La dyspnée a tout à fait cessé. Les sueurs nocturnes n'ont pas reparu. L'embonpoint a augmenté.

Pendant le reste de la saison l'amélioration ne fit que s'accroître.

Revenue dans son pays, elle reprit sa profession de lingère, et travailla pendant plusieurs mois d'hiver avec une grande activité.

Elle put donner ses soins à son mari mourant, veiller la nuit près de lui, sans se relâcher de ses travaux, et de la surveillance de ses ouvrières.

Les sueurs nocturnes n'avaient pas reparu. La dyspnée n'existait plus ; les forces étaient énergiques l'appétit bon et l'alimentation réparatrice.

Malheureusement, après une longue course, elle entra dans une église très froide. Elle y contracta une pneumonie qui réveilla l'affection tuberculeuse. Elle succomba au mois de mars 1864, après une longue agonie

Je ferai remarquer :

1° La présence certaine des tubercules chez cette femme.

2° L'amélioration causée par l'usage des eaux, à savoi suppression des sueurs nocturnes, de la dispnée, diminuti de la toux, relèvement des forces générales, rétablisseme de l'appétit et de l'embonpoint. Je n'ai pu donner à ce r sultat le nom de guérison, mais je crois qu'on n'eut p pu en si peu de temps obtenir par un autre moyen que traitement thermal, l'amélioration si remarquable dont j' donné la preuve.

Je m'arrête ici. Je pourrais multiplier les citations, q toutes démontreraient que l'usage des eaux améliore l'ét des phthisiques, sans toutefois guérir le tubercule.

Toujours nous constaterions les mêmes résultats, savoir.

La diminution ou la suppression de la dypsnée et d sueurs nocturnes.

Le rétablissement relatif du souffle vésiculaire, qui s'e tend mieux, derrière la couche moins épaisse des râl secs ou humides.

Souvent, la suspension des accès de la fièvre hectiqu

Le retour de l'appétit, des forces, de l'embonpoint l'élévation à un degré plus élevé de la chaleur animale.

Résultats importants, si l'on considère le répit qu'i donnent aux malades et le champ qu'ils laissent à d moyens hygiéniques ou médicaux appropriés.

J'aurais pu ajouter aux faits précédents celui d'une jeune femme qui vint aux eaux en **1863** et **1864**. Fille d'un père phthisique, mort peu de temps après sa naissance, elle eût au troisième mois de sa grossesse, en mars **1863**, une pleurésie qui occupait la base du poumon gauche.

La maladie guérit en apparence ; mais au bout de deux mois, la toux, la dypsnée, l'expectoration purulente, la fièvre hectique et les sueurs nocturnes démontrèrent à son médecin que les tubercules avaient envahi le poumon.

Je vis alors la malade en consultation, et je constatai une vaste excavation à la base du poumon gauche.

Je lui conseillai les Eaux-Bonnes que je connaissais seulement de réputation.

Elle y vint en **1863**, mais je ne la vis pas, la médication thermale lui fut très-favorable.

Elle y revint en **1864**, je l'auscultai alors, et bien que la jeune malade eut conservé le facies tuberculeux, son côté gauche et son côté droit étaient exempts de tout râle et de tout signe de tubercules.

Je ne cite pas cette observation d'ailleurs très-incomplète, à l'appui de ma thèse, attendu que j'ai la conviction très-sincère que j'avais fait ainsi que le médecin de la malade une erreur de diagnostic, quand je trouvai une caverne. Plus tard, je pourrai peut-être donner sur ce fait et sur d'autres analogues quelques éclaircissements ul rieurs.

Bordeaux. — Typ. PECHADE frères

www.ingramcontent.com/pod-product-compliance
Ingram Content Group UK Ltd.
Pitfield, Milton Keynes, MK11 3LW, UK
UKHW021051200726
13857UKWH00003B/885

9 782012 992986